Ernährungsforschung

Wissenschaft und Praxis

Herausgegeben vom
Zentralinstitut für Ernährung
der Akademie der Wissenschaften
der DDR

in Zusammenarbeit mit
der Gesellschaft
für Ernährung in der DDR
der Arbeitsgruppe Ernährung
beim Nationalen Komitee für
Gesundheitserziehung der DDR
und dem Warenzeichenverband
Diätetische Erzeugnisse der DDR e.V.

Akademie-Verlag · Berlin

EVP 5,– M
31 638

Heft 6 · 1976 · Band 21

Inhalt

Zu Problemen der biowissenschaftlichen Grundlagenforschung in ihrer Beziehung zur Ernährungsforschung 161

Ernährung und Leistung: IV. Ergebnisse des Forschungsprojektes und deren Nutzanwendung 165

Getreideerzeugnisse in der heutigen Ernährung 167

Zuckerersatz auf der Basis von Süß- und Füllstoffen 174

Veränderungen in der Ernährung der Landbevölkerung der VR Bulgarien 175

Buchbesprechung: Wie ernähre ich mein Kind? 178

Professor Dr. A. A. Pokrovskij zum 60. Geburtstag 179

Der Einfluß mäßigen Biergenusses auf die Stoffwechseleinstellung von Diabetikern 180

„Honigkuchenzeit" auch in der Puszta 181

Empfehlungen zum physiologischen Eiweißbedarf 182

Ein wertvoller Erfahrungsaustausch 186

Was sagt die WHO zum Rauchen? 188

Tagungsbericht: XI. Kongreß der Europäischen Gesellschaft für Diabetologie 189

Lebensmittel-Lexikon 190

Der gerollte Mops 192

Anzeigen um 1860 192

Letzte Umschlagseiten: Kalorienreduzierte Werkessen

Herausgeber:

Zentralinstitut für Ernährung der Akademie der Wissenschaften der DDR
Direktor: Prof. Dr. habil. H. Haenel

in Zusammenarbeit mit

der Gesellschaft für Ernährung in der DDR (Vorsitzender: Prof. Dr. habil. H. Schmandke), der Arbeitsgruppe Ernährung beim Nationalen Komitee für Gesundheitserziehung der DDR (Leiter: Prof. Dr. habil. H.-A. Ketz) und dem Warenzeichenverband Diätetische Erzeugnisse der DDR e. V. (Generaldirektor: F. Schmidt).

Redaktion:

Dr. Friedbert Baum (Chefredakteur),
Dr. Jürgen Proll,
Dipl.-Journ. Richard Baier.

Redaktionsbeirat:

Dr. M. Anders, Dr. sc. M. Möhr,
Dr. R. Schmelter, Dr. sc. H. E. Schmidt,
Prof. Dr. habil. M. Ulmann, Dr. J. Voigt.

Anschrift der Redaktion:

Zentralinstitut für Ernährung der Akademie der Wissenschaften der DDR,
DDR-1505 Bergholz-Rehbrücke,
Arthur Scheunert Allee 114 – 116.

Verlag:

Akademie-Verlag, DDR-108 Berlin
Leipziger Str. 3 – 4; Fernruf 2200441;
Telex-Nr. 114420; Postscheckkonto:
Berlin: 35021; Bank: Staatsbank der DDR.
Berlin, Kto.-Nr.: 6836-26-20712.

Veröffentlicht unter der Lizenznummer 1656 des Presseamtes beim Vorsitzenden des Ministerrates der Deutschen Demokratischen Republik.

Gesamtherstellung:
VEB Druckerei „Thomas Müntzer",
DDR-582 Bad Langensalza.

Erscheinungsweise:
Die Zeitschrift „Ernährungsforschung" erscheint jährlich in einem Band mit 6 Heften. Bezugspreis je Band 48,– M zuzüglich Versandspesen (Preis für die DDR 30,– M); Preis je Heft 8,– M (Preis für die DDR 5,– M).

Bestellnummer dieses Heftes: 1091/21/6.

Alleinige Anzeigenannahme: DEWAG-WERBUNG, DDR-1054 Berlin, Wilhelm-Pieck-Str. 49 und alle DEWAG-Betriebe in den Bezirksstädten der DDR.

Bezugsmöglichkeiten:

In der DDR über den Postzeitungsvertrieb, über Buchhandlungen oder den Akademie-Verlag

Im sozialistischen Ausland über den zuständigen Postzeitungsvertrieb oder eine Buchhandlung für fremdsprachige Literatur

In der BRD und Westberlin über eine Buchhandlung oder die Auslieferungsstelle KUNST UND WISSEN, Erich Bieber, 7 Stuttgart 1, Wilhelmstraße 4 – 6

In Österreich über den Globus-Buchvertrieb,
1201 Wien, Höchstädtplatz 3

Im übrigen Ausland über den Internationalen Buch- und Zeitschriftenhandel; über den Buchexport, Volkseigener Außenhandelsbetrieb der Deutschen Demokratischen Republik, DDR-701 Leipzig, Postfach 160, oder über den Akademie-Verlag,
DDR-108 Berlin, Leipziger Str. 3 – 4

Hinweise für Autoren

Die Manuskripte sind in Original-Maschinenschrift einseitig und zweizeilig der Redaktion einzureichen. Pro Zeile 35 oder 70 Anschläge. Der Umfang der Manuskripte sollte mit der Redaktion vereinbart sein. Abbildungen, Tabellen und Zwischentitel sind erwünscht. Es ist zweckmäßig, die Arbeit mit einer kurzen Zusammenfassung oder mit Schlußfolgerungen sowie mit Empfehlungen für die Praxis abzuschließen.
Die Redaktion behält sich eine Überarbeitung der angenommenen Manuskripte vor; größere Änderungen nur mit Einverständnis des Autors. Die Beiträge werden honoriert, Sonderdrucke nicht hergestellt.

Zu Problemen der biowissenschaftlichen Grundlagenforschung in ihrer Beziehung zur Ernährungsforschung

Vortrag von Prof. Dr. sc. med. W. Scheler, Direktor des Forschungszentrums für Molekularbiologie und Medizin der AdW der DDR, anläßlich des 30. Jahrestages der Gründung des Zentralinstituts für Ernährung

Die Ernährungswissenschaft stellt eine interdisziplinäre anwendungsorientierte Rahmenwissenschaft dar, deren Hauptaufgabe darin besteht, die Grundlagen für eine den modernen Arbeits- und Lebensbedingungen angepaßte, der Gesundheit und Lebensfreude, der Leistungsfähigkeit und Lebenserwartung dienenden Ernährung zu entwickeln. Um diese komplexe Aufgabe erfüllen zu können, muß die Ernährungswissenschaft auf viele Einzeldisziplinen zurückgreifen und deren Ergebnisse integrieren (Abbildung 1). Neben medizinischen, ökonomischen, gesellschaftswissenschaftlichen und technologischen Disziplinen sind die Biowissenschaften zu nennen, deren Rolle für die Ernährungsforschung der IX. Parteitag der SED in seinem Programm besonders hervorgehoben und dargelegt hat:

„Von großer Bedeutung ist die Entwicklung der Grundlagen- und angewandten Forschung in den Biowissenschaften einschließlich der naturwissenschaftlichen Grundlagen der Medizin. Die Forschungsarbeit auf diesen Gebieten trägt wesentlich zur Sicherung einer gesunden Ernährung der Bevölkerung sowie zur Erhaltung, Förderung und Wiederherstellung der Gesundheit und Leistungsfähigkeit der Menschen bei".

Hierdurch werden für die weitere Entwicklung der Biowissenschaften neue Schwerpunkte gesetzt, insbesondere für die im Programm Biowissenschaften zusammengeschlossenen Hauptforschungsrichtungen. Mit der Durchführung des Programms MOGEVUS und der Inangriffnahme des Programms Biowissenschaften sind wertvolle Erfolge der interdisziplinären Zusammenarbeit zwischen der Ernährungsforschung und biowissenschaftlichen Grundlagendisziplinen erzielt worden.

An dieser Stelle möchte ich allen an diesen Erfolgen Beteiligten meinen Dank aussprechen, verbunden mit dem Auftrag, in Auswertung des IX. Parteitages die Kooperationsbeziehungen weiter auszubauen. Nachfolgend sollen hierzu Anregungen gegeben werden. Dabei sollen die Beziehungen der Hauptforschungsrichtung Ernährung zu den Hauptforschungsrichtungen des Programms Biowissenschaften dargestellt und die wichtigsten Anforderungen der Ernährungswissenschaft an diese formuliert werden. Abbildung 2 zeigt im Überblick die Beziehungen der HFR Ernährung zu den verschiedenen Hauptforschungsrichtungen des Programms Biowissenschaften.

Forschungsrichtung 1: Gesellschaftliche Grundlagen der Ernährung

Obwohl hier nur die Verflechtungsbeziehungen der Ernährungsforschung zu den biowissenschaftlichen Grundlagen behandelt werden, muß doch auch auf die Bedeutung der gesellschaftlichen Grundlagen für die Ernährung hingewiesen werden, da die

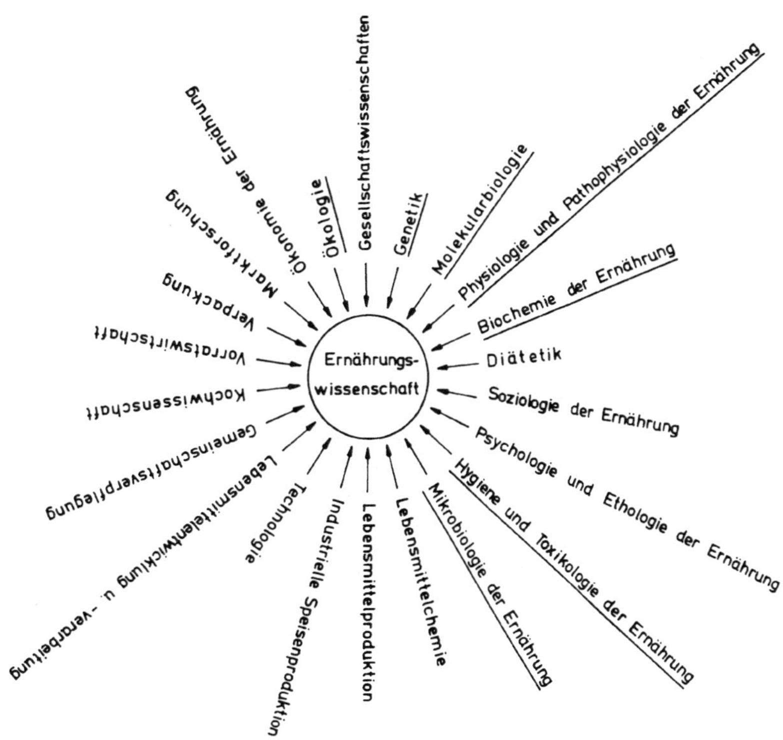

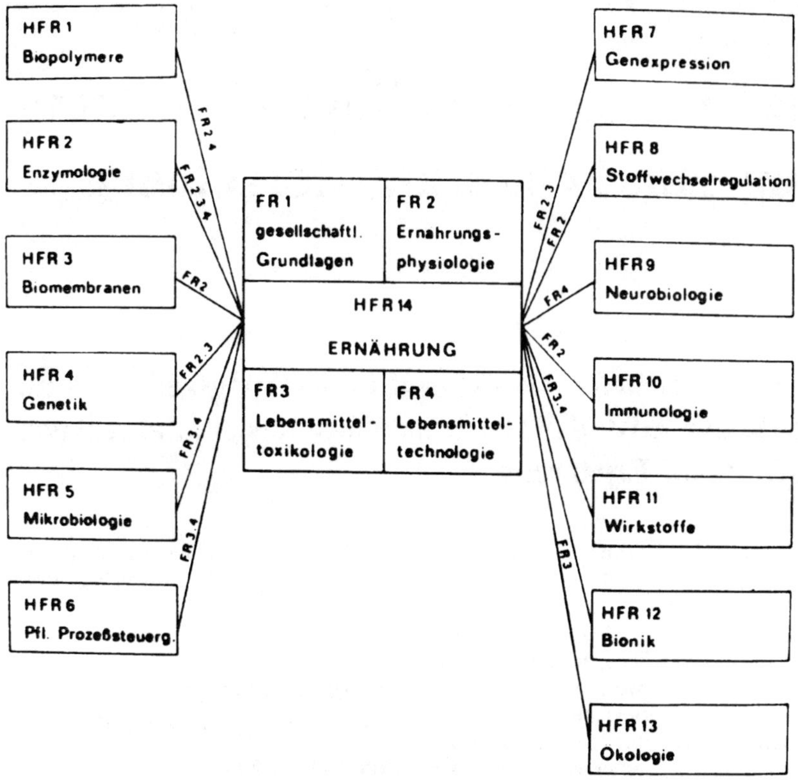

gesellschaftlichen Verhältnisse entscheidenden Einfluß auf die Qualität der Ernährung haben. Aufgabe der Forschungsrichtung 1 ist es, gemeinsam mit gesellschaftswissenschaftlichen Einrichtungen der AdW und des Hoch- und Fachschulwesens die erforderlichen Arbeiten durchzuführen. Mit dieser Forschungsrichtung wird ein sehr konkreter Beitrag zur Formierung der Zusammenarbeit zwischen Natur- und Gesellschaftswissenschaft erbracht.

Forschungsrichtung 2: Ernährungsphysiologie

Von dieser Forschungsrichtung werden die physiologischen Grundlagen der Ernährung insbesondere im Hinblick auf eine gesunde Ernährungsweise erarbeitet. Der enge Zusammenhang zwischen Ernährung und Gesundheit ist zwar im allgemeinen bekannt, so z. B. bei einigen chronischen Stoffwechselkrankheiten wie Adipositas, Arteriosklerose, Herz-Kreislauf-Erkrankungen, Gicht. Auch an die Karies soll in diesem Zusammenhang erinnert werden. Obwohl bei verschiedenen Krankheiten eindeutige Beziehungen zur Ernährung bestehen, muß jedoch darauf hingewiesen werden, daß noch wesentliche Fragen der Kausalkette der Lösung bedürfen.

Es werden ernsthafte Überlegungen angestellt, die genannten Krankheiten als Symptome einer ätiologisch einheitlichen Ernährungskrankheit zu betrachten, die als „Fehlernährungssyndrom" bezeichnet wird. Über die Ursachen wissen wir allerdings noch recht wenig. Auf Grund der derzeitigen Erkenntnisse steht allerdings fest, daß bei pathogenen Stoffwechselstörungen genetische und alimentäre Komponenten in unterschiedlicher Weise und Intensität miteinander verbunden sind. Die Differenzierung genetischer und alimentärer Elemente bzw. ihre Koppelung bedürfen der weiteren Analyse sowohl mit epidemiologischen als auch experimentellen Methoden. Zielstellung muß es dabei sein, Nahrungsmittel zu entwickeln, die der genetischen Disposition zu ernährungsbedingten bzw. ernährungsakzentuierten Krankheiten entgegenwirken.

Beispielsweise sind trotz eines umfangreichen Faktenmaterials unsere Kenntnisse über die molekularen Mechanismen der Regulation des Energie- und Fettstoffwechsels noch recht lückenhaft. Sie sind aber insbesondere für die Aufklärung der Ursachen der Adipositas und für ihre effektivere Bekämpfung von erstrangiger Bedeutung. Es sei daran erinnert, daß nach jüngeren Untersuchungen eine signifikante Korrelation zwischen frühkindlicher Ernährung und späterem Gewicht im Erwachsenenalter nachgewiesen wurde. Welche biochemischen, hormonalen, molekularen Mechanismen treten etwa hierbei in Aktion? Gemeinsam mit der Hauptforschungsrichtung Stoffwechselregulation (HFR 8) werden einige der offenen Fragen des Energiestoffwechsels untersucht, insbesondere des thermogenen Stoffwechsels, d. h. solche Stoffwechselreaktionen, die infolge eines schlechten Wirkungsgrades mit hohen Energieverlusten ablaufen. Bei derartigen Reaktionen wird vermehrt Energie in Form von Wärme „freigesetzt" und kann somit nicht mehr als Fett gespeichert werden. Nach Charakterisierung thermogener Reaktionen können Möglichkeiten zur Regulation und Kontrolle erschlossen werden, die beispielsweise in der Ableitung diagnostischer Methoden zur besseren Erfassung von Risikofaktoren ihre Widerspiegelung finden könnten. Weiterhin erscheint die Beeinflussung der Thermogenese durch diätetische Nahrungsmittel zukünftig erfolgversprechend.

Mit der Entwicklung neuer Lebensmittel sind Versuche angelaufen, Nahrungsmittel an physiologische Bedürfnisse anzupassen und insbesondere für gefährdete Gruppen „maßgeschneiderte Nahrungsmittel" zu schaffen. Hierbei sind besonders die „Neuen Eiweißnahrungsmittel" (NEN) zu nennen, die vorwiegend auf der Basis von mikrobiellem Protein entwickelt werden. Die Nutzbarmachung mikrobiellen Eiweißes für die menschliche Ernährung macht umfangreiche ernährungsphysiologische Untersuchungen erforderlich, insbesondere zu Verdaulichkeit und Resorption derartiger Proteine. Bei der Entwicklung neuer Nahrungsmittel sind weiterhin u. a. folgende Aufgaben zu lösen: Aufklärung der Zusammenhänge zwischen Komposition bzw. Struktur dieser Produkte und ihrem physiologischen Verhalten einschließlich der Analyse von biologischen Interferenzen von Nahrungsmittelkomponenten; Untersuchung der Resorptionsprozesse und der nachgeordneten Schritte im Stoff- und Energiewechsel und ihrer Steuerung.

Die mit der Entwicklung solcher Produkte verbundenen Probleme müssen ebenfalls gemeinsam mit der Hauptforschungsrichtung Stoffwechselregulation (HFR 8) einer Klärung zugeführt werden. Für die Untersuchungen zur Resorption von Peptiden wird eine Zusammenarbeit mit den Hauptforschungsrichtungen Biomembranen

(HFR 3) bzw. Wirkstofforschung (HFR 11) nützlich sein.
Die Beeinflussung von Resistenzmechanismen durch die Ernährung ist theoretisch und praktisch durchaus interessant — die kausalen Zusammenhänge sind aber kaum bekannt. Es besteht kein Zweifel, daß Ernährungsfaktoren für die Abwehr von Infektionen bedeutungsvoll sein können, wie es zumindestens die Resistenzminderung bei Unterernährung in vielfacher Weise zeigt. Ob bei ausreichender und ausgewogener Ernährung durch spezielle Diäten eine Erhöhung der Resistenz erzielt werden kann, ist sehr zu bezweifeln, und die Frage wird wahrscheinlich nur schwer zu beantworten sein. Eine Modifikation von Resistenzmechanismen bei spezifischen Fehlernährungen dürfte dagegen einer Analyse besser zugängig sein. Die Beobachtung der Ergebnisse der immunologischen Forschung insbesondere auch unter ernährungssoziologischen und ernährungsphysiologischen Aspekten könnte hier wertvolle Hinweise geben. Für diesbezügliche Fragestellungen sind Kontakte zur Hauptforschungsrichtung Immunologie (HFR 10) empfehlenswert.
In diesem Zusammenhang soll auch auf das Phänomen der ernährungsbedingten Allergien hingewiesen werden, das ebenfalls eine gemeinsame Domäne von Ernährungswissenschaft und Immunologie darstellt. Diesbezügliche Fragenkomplexe sind z. B.

- Welche Faktoren in der Nahrung — primäre wie sekundär zugefügte — sind für die Entstehung von Allergien verantwortlich zu machen?
- Welche Rolle spielt die Wechselwirkung zwischen den Nahrungsmittelbestandteilen, vorwiegend Proteinen mit Fremdstoffen, bei der Induktion immunologischer Reaktionen und welche Prozesse sind bei Resorption und Umsetzung im Organismus von Bedeutung?

Nicht nur von wissenschaftlichem Interesse sondern auch von praktisch medizinischer Bedeutung ist die Aufklärung genetisch bedingter Enzymopathien mit dem Ziel, diese Störungen alimentär zu beeinflussen. Ist diese Problematik zwar vorwiegend ein Kooperationsgebiet mit der Humangenetik, so können doch Beiträge zur Aufklärung der hier ablaufenden Vorgänge durch die Hauptforschungsrichtung Molekular- und Zellgenetik (HFR 4), Genexpression und Gentransfer (HFR 7) und Stoffwechselregulation (HFR 8) beigesteuert werden. Diese Punkte stellen natürlich nur eine Auswahl aus einem viel breiteren Spektrum ernährungsphysiologischer Problemstellungen und ihren biologischen Grundlagen dar.

Forschungsrichtung 3: Lebensmitteltoxikologie

Eine wesentliche Aufgabe der modernen Ernährungsforschung ist die Untersuchung der Lebensmittel auf Fremdstoffe, deren Umwandlung bzw. Abbau und deren Wirkung auf den Menschen. Die zunehmende Chemisierung in Landwirtschaft und Lebensmittelindustrie erfordert sorgfältige umfangreiche toxikologische Prüfungen. Die Festlegung toxikologisch unbedenklicher bzw. vertretbarer Grenzkonzentrationen von Fremdstoffen in Nahrungsmitteln stellt ein wissenschaftliches Problem für sich dar, zugleich werden dabei aber juristische bzw. gesetzgeberische Konsequenzen angesprochen.
Eine aktuelle wesentliche Aufgabe ist in diesem Zusammenhang die Schaffung einfacher und schneller Methoden zur Bestimmung toxikologischer Effekte, die indessen die notwendige Relevanz zum menschlichen Objekt besitzen müssen. Derartige Screeningsysteme dienen der Rationalisierung und Erschließung neuer Kapazitäten der derzeitig durch die Versuchstierzucht und -haltung limitierten toxikologischen Testung. Bedeutungsvoll erscheint die Nutzbarmachung von Zell- und Gewebekulturen für toxikologische Prüfungen im Rahmen einer toxikologischen Korrelation. Für die weitere Entwicklung entsprechender Modellsysteme können die Hauptforschungsrichtungen Genexpression (HFR 7), Stoffwechselregulation (HFR 8) und Wirkstofforschung (HFR 11) wesentliche Erfahrungen und Beiträge beisteuern. Selbstverständlich steht am Ende des toxikologischen Screenings der Langzeit-Tierversuch.
Bei der Aufklärung der Metabolisierung von Pestiziden im Warmblüter, insbesondere Entgiftung durch Induktion von Enzymen und der Regulation der Detoxifikationsprozesse, ist die Zusammenarbeit mit der Wirkstoffforschung (HFR 11) von großem Wert.
Untersuchungen zum Abbau von Pestiziden in der Umwelt werden von der Hauptforschungsrichtung Ökologie (HFR 13) und speziell durch Mikroorganismen durch die HFR Mikrobiologie (HFR 5) vorgenommen. Diese Arbeiten nehmen perspektivisch an Bedeutung zu. Ihre Ergebnisse sind durch die Lebensmitteltoxikologie zu verfolgen, könnten sich doch aus einigen Beobachtungen Rückschlüsse hinsichtlich von Rückstandsproblemen für die Nahrungsmitteltoxikologie ergeben. Nicht unerwähnt soll bleiben, daß für die Lebensmitteltoxikologie die Arbeiten der Hauptforschungsrichtung Chemische Toxikologie des Programms Stoffe/Stoffwandlung von besonderer Bedeutung sind.
Die toxikologische Prüfung mikrobieller Proteine bzw. komplexer Bestandteile mikrobieller Biomassen ist ein weiteres Gebiet der Ernährungstoxikologie, das einer ganz analogen Kooperation bedarf, insbesondere mit der HFR Biotechnologie des Programms Stoffe/Stoffwandlung.

Forschungsrichtung 4: Lebensmitteltechnologie

Die Erkenntnisse, die durch die Ernährungsphysiologie in Verbindung mit den biowissenschaftlichen Grundlagendisziplinen erbracht werden, finden schließlich durch die Forschungsrichtung Lebensmitteltechnologie der HFR Ernährung bei der Entwicklung von neuen Lebensmitteln ihre Anwendung. Es gilt dabei, unter Verwendung von z. T. neuartigen Roh-, Hilfs- und Zusatzstoffen (Austauschstoffe, Bindemittel, Aromastoffe, Enzyme u. a.) sowie mit Hilfe neuer oder veränderter Technologien für einzelne Verbrauchergruppen „maßgeschneiderte" Lebensmittel zu entwickeln, die wohlschmeckend sind, den ernährungsphysiologischen Bedürfnissen und den Verbrauchererwartungen entsprechen sowie frei von gesundheitsbelastenden Stoffen sind. Hierbei fällt der Mikrobiologie eine besondere Rolle zu, insbesondere bei der Herstellung und Gewinnung von Proteinen, Enzymen und Geschmacksstoffen unter Nutzung nichtkonventioneller Rohstoffe, wobei die Grundlagen von den Hauptforschungsrichtungen Mikrobiologie des Programms Biowissenschaften und Biotechnologie des Programms Stoffe/Stoffwandlung erbracht werden.
Aufgabe dieser Forschungsrichtung ist es, die lebensmitteltechnologischen Grundlagen für die Gewinnung von Lebensmitteln aus mikrobiell hergestellten Rohstoffen oder von Ausgangs-

stoffen pflanzlicher und tierischer Herkunft zu erbringen. Für die gezielte Entwicklung von Lebensmitteln sind Kenntnisse über die Zusammenhänge zwischen funktionellen Eigenschaften und stofflichen Daten von Lebensmittelbestandteilen erforderlich. In einer Reihe von Fällen dürften selbst molekulare Strukturen und Mechanismen von Interesse sein.

Aus dieser Zielstellung resultieren einige generelle Anliegen an die biophysikalischen und biochemischen Arbeitsrichtungen im Programm Biowissenschaften:

Auf dem Gebiet der Proteinstrukturforschung wird insbesondere die HFR 1 (Biopolymere) als Erfahrungsträger und Kooperationspartner in Frage kommen, u. a. zu folgenden Problemen:

- Untersuchung von Stabilität, physikotechnischer Eigenschaften und Raumstruktur bestimmter Proteine unter dem Einfluß lebensmitteltechnologischer Maßnahmen
- Verhalten von Proteinen in Mehrkomponentensystemen.

Jedoch nicht nur bei Proteinen erlangen die molekularen Grundlagen der funktionellen Eigenschaften von Lebensmittelbestandteilen zunehmendes Interesse, sondern auch bei Polysacchariden und deren definierten Abbauprodukten sowie ihren Derivaten, die als Zucker- und Fettaustauschstoffe sowie als Dickungsmittel bzw. körpergebende Substanzen von großer volkswirtschaftlicher Bedeutung sind.

Bei Polysacchariden interessiert insbesondere die Frage, wie durch die Struktur des Polysaccharids die Fähigkeit zur Gelbildung bzw. zur Wasserbindung geprägt wird.

Als Voraussetzung für den Einsatz von Kohlenhydraten als Fett- und Zuckeraustauscher sind ferner Kenntnisse über die Zusammenhänge zwischen enzymatischem Abbau, Resorptionsfähigkeit und Verdaulichkeit bzw. die Wirkungsmechanismen des Abbaus erforderlich, eine Problematik, die neben der Enzymologie (HFR 2) auch die Biomembranforschung (HFR 3) anspricht. Arbeiten zur Isolierung von Süßstoffen mit Naturcharakter können durch die Hauptforschungsrichtung Pflanzliche Prozeßsteuerung (HFR 6) sowie die Entwicklung von Süßungsmitteln durch die Wirkstofforschung (HFR 11) durchgeführt werden.

Hierbei ist zu prüfen, ob die von der HFR 11 geführte Substanzdokumentation um für die Ernährungswissenschaft wichtigen Kriterien, wie z. B. Süßkraft, Bitterwirkung, Aromaeffekte, Verdaulichkeit u. a. erweitert werden kann.

Ein Schlüsselproblem bei der Entwicklung neuer Nahrungsmittel stellt die Aromatisierung dar. Die molekularbiologischen Grundlagen von Geschmack und Geruch sind nur in sehr unzureichendem Maße bekannt. Für die Entwicklung von spezifischen Aromastoffen werden hauptsächlich drei Wege beschritten:

- gezielte Nutzung enzymatischer mikrobiologischer Systeme, d. h. Einsatz intakter Zellen, die die für Aromabildung benötigten Enzymketten besitzen, z. B. beim Käsearoma
- thermische Reaktionen an präformierten Nahrungsmittelkomponenten
- Synthesen spezifischer Aromastoffe.

Bei der Aromagewinnung mittels Mikroorganismen ist bei der Optimierung der biologischen Leistung auf die Hauptforschungsrichtung Mikrobiologie (HFR 5) zurückzugreifen. Gemeinsam mit der Hauptforschungsrichtung Enzymologie (HFR 2) sollten auch die sich anbietenden Möglichkeiten, immobilisierte Mikrobenzellen oder subzelluläre Strukturen zur Aromatisierung zu nutzen, perspektivisch geprüft werden.

Gegebenenfalls könnte auch die Nutzung von Gewebekulturen zur Biosynthese von Aromastoffen an Bedeutung gewinnen. Grundlagen hierfür könnten sich aus den Hauptforschungsrichtungen Molekular- und Zellgenetik (HFR 4) und Pflanzliche Prozeßsteuerung (HFR 6) ergeben.

Für die Ausprägung von Geschmack und Geruch ist die Bindung von Aroma- und Geschmacksstoffen an molekulare Träger in vielen Fällen nötig. Beiträge hierfür liefern Arbeiten der Hauptforschungsrichtungen Biopolymere (HFR 1) bzw. Enzymologie (HFR 2).

Ausgehend von Hinweisen, die off-flavour-Problematik durch Proteaseeinsatz bei Sojaöl positiv zu beeinflussen, ergeben sich neue Möglichkeiten, diese Problematik gemeinsam mit der Hauptforschungsrichtung Enzymologie (HFR 2) zu lösen.

Enzyme gewinnen in zunehmendem Maße als Lebensmittelbestandteile bzw. bei der Herstellung von Lebensmitteln Beachtung. Bei der Entwicklung von Enzymherstellungsverfahren bestehen zu verschiedenen Hauptforschungsrichtungen enge Verbindungen:

- Durch die Hauptforschungsrichtung Mikrobiologie (HFR 5) werden mikrobiologische Grundlagen insbesondere der Regulation der Exoenzymbildung, der Optimierung mikrobiologischer Prozesse und des Screenings erarbeitet
- Die Hauptforschungsrichtungen Biopolymere (HFR 1) und Enzymologie (HFR 2) untersuchen Struktur und Funktion volkswirtschaftlich relevanter Enzyme
- Gemeinsam mit der HFR Enzymologie (HFR 2) werden Probleme der Trägerfixierung von lebensmitteltechnologisch relevanten Enzymen bearbeitet.

Voraussetzung für eine gezielte Beeinflussung bzw. Steuerung von enzymatischen Vorgängen, die bei Veredelungs- und Reifungsprozessen eine Rolle spielen, sind Kenntnisse über die Beeinflussung von Enzymaktivitäten durch Inhibitoren und Stimulatoren während des Reifungsprozesses, die gemeinsam von der HFR Ernährung mit den Hauptforschungsrichtungen Enzymologie (HFR 2) und Stoffwechselregulation (HFR 8) erbracht werden könnten, erforderlich.

Es sind viele Fragen und Probleme der modernen Ernährungsforschung angeschnitten und aufgeworfen worden, die einer Klärung zugeführt werden müssen. Wir sind uns aber darüber im klaren, daß die Lösung der vor uns stehenden Aufgaben der weiteren Vertiefung der nationalen und internationalen Kooperation bedarf. Die Ernährungsforschung in der DDR ist überfordert, sollte sie alle biowissenschaftlichen Grundlagen der Ernährung in der ganzen Breite und Vielfalt selbst erarbeiten, sie kann und muß aber entsprechende Anforderungen an die Grundlagendisziplinen formulieren.

Die Enährungsforschung ist eine anwendungsorientierte Wissenschaft; neben genuinen eigenen Grundlagenbeiträgen, die sie zu erbringen hat, übt sie für andere Disziplinen und Forschungsrichtungen der Biowissenschaften eine Relaisfunktion zur Lebensmittelindustrie, Medizin und zu verschiedenen gesellschaftlichen Bereichen aus. Die Ernährungsforschung bedarf deshalb sowohl engster Kontakte zu den biowissenschaftlichen und medizinischen Hauptforschungsrichtungen und Projekten wie zur Praxis. Diese Mittlerstellung bedarf entspre-

chender wissenschaftlich-technischer Kapazitäten in der Praxis, vor allem der Lebensmittelindustrie.
Es hat sich in der Vergangenheit gezeigt und zeigt sich noch heute, daß das Zentralinstitut für Ernährung wesentliche Kapazitäten für Überführungsaufgaben bereitstellen mußte, die Abstriche in der Grundlagenforschung verursachten. Getragen von der Verantwortung, wissenschaftliche Ergebnisse in die gesellschaftliche Praxis zu überführen, ist es für jeden Wissenschaftler eine Selbstverständlichkeit, in der Produktion bei der Überführung mitzuwirken — wir müssen aber die Industrie ersuchen, durch Verstärkung ihrer Forschungskapazitäten zur höheren Effektivität im Überführungsprozeß wissenschaftlicher Ergebnisse beizutragen. Ich beziehe mich dabei auch auf entsprechende Ausführungen des Präsidenten der AdW auf dem IX. Parteitag der SED.
Abschließend brauche ich nicht zu betonen, daß diese Ausführungen als Anregungen für die weitere konzeptionelle Arbeit zur Intensivierung der Verflechtungsbeziehungen der Ernährungsforschung mit den biowissenschaftlichen Grundlagendisziplinen zu werten sind. Sie sollten deshalb als Hinweise für die Tätigkeit in den Wissenschaftlichen Räten zur Durchführung von Kolloquien bis zur bewußten Gestaltung nationaler und internationaler Beziehungen gelten. Dabei müssen wir immer davon ausgehen, daß die Sicherung einer gesunden Ernährung in höchstem Maße eine politische Aufgabe ist und die Biowissenschaften einen wesentlichen Anteil zur Lösung dieser vom IX. Parteitag gestellten Aufgabe erbringen müssen.

H.-A. Ketz

Ernährung und Leistung

IV. Ergebnisse des Forschungsprojektes und deren Nutzanwendung

Im Rahmen des medizinischen Forschungsprojektes „Ernährung und Gesundheit" wurde allen am Teilprojekt „Ernährung und Leistung" beteiligten Einrichtungen des Gesundheitswesens und des Hoch- und Fachschulwesens entsprechend der vom Ministerium für Gesundheitswesen bestätigten Grundkonzeption die Hauptaufgabe gestellt, die Beziehungen zwischen Fehlernährung, insbesondere der Überernährung und deren Folgeerscheinungen, zu untersuchen. Im Verlaufe der Profilierung der Forschungsarbeiten aller beteiligten Einrichtungen wurde die Ziel- und Aufgabenstellung unter Leitung des Zentralinstituts für Ernährung der AdW der DDR auf drei Hauptrichtungen konzentriert (Abbildung 1).
Im Rahmen der Teilthemen Epidemiologie*, Biochemie* und Ernährungsbeeinflussung* der Adipositas und Hyperlipämie wurden folgende Ergebnisse erzielt:
Nach einem Vergleich aller bisher durchgeführten epidemiologischen Untersuchungen hat die Häufigkeit der Adipositas in der DDR zugenommen. Zur Zeit sind rund 20 % der Männer, 40 % der Frauen und 15 % der Kinder und Jugendlichen adipös.
Die Adipositas beeinträchtigt den allgemeinen Gesundheitszustand und erhöht die Morbidität im Hinblick auf Stoffwechsel- und endokrine Erkrankungen, wie z. B. Diabetes mellitus und Störungen des Lipidstoffwechsels um 400 %, auf Herz-Kreislauf-Leiden, wie z. B. Hypertonie, Herzinsuffizienz und Angina pectoris um 20—90 % sowie auf weitere Erkrankungen.
Aus Repräsentativerhebungen geht hervor, daß die Hauptursachen für die weit verbreitete Fettsucht in einem Fettüberverzehr bei Arbeitern und Angestellten um 161 %, bei Genossenschaftsbauern um 170 %, bei Rentnern um 177 % gegenüber den Empfehlungen des Zentralinstituts für Ernährung zu suchen sind.
Bei den berufstätigen Adipösen entsteht gegenüber Normalgewichtigen ein zusätzlicher Arbeitsausfall von zirka 15 Millionen Arbeitstagen, der einem Anteil von 50000 vollbeschäftigten Arbeitskräften in produktiven

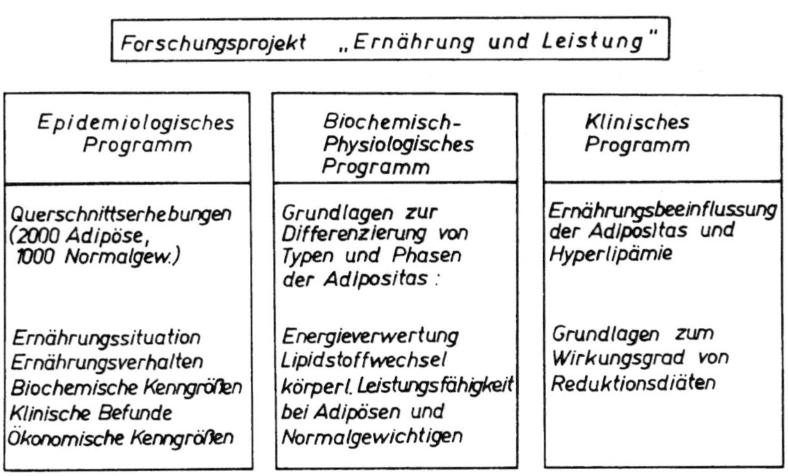

Abb. 1. Die drei Hauptrichtungen des Forschungsprojektes „Ernährung und Leistung". Unter Anleitung des Zentralinstituts für Ernährung der AdW der DDR waren an den Ergebnissen des Forschungsprojektes insgesamt 14 Einrichtungen des Gesundheitswesens sowie des Hoch- und Fachschulwesens beteiligt.

* Spezielle Ergebnisse sind für Veröffentlichungen durch die verantwortlichen Bearbeiter in weiteren Arbeiten vorgesehen.

Bereichen der Volkswirtschaft entspricht und zur jährlichen Minderung des Nationaleinkommens um 1 Milliarde Mark führt. Jede Senkung der Adipositashäufigkeit bedeutet daher einen volksgesundheitlichen wie auch volkswirtschaftlichen Gewinn. Eine Senkung des Anteils Adipöser um nur 10% des derzeitigen Standes würde einer Erhöhung des Nationaleinkommens um jährlich 100 Millionen Mark entsprechen.

Als Risikogruppen für die Adipositas können folgende Personengruppen herausgestellt werden:

- Landbevölkerung (eine um 60% höhere Häufigkeit der Adipositas als bei der Stadtbevölkerung)
- Familien mit hohem Prokopf-Einkommen und hohen Prokopf-Ausgaben für die Ernährung (Fettüberverzehr von 180—200%)
- Personen mit pyknomorpher Wuchstendenz
- Altersgruppen ab 40 Jahre, insbesondere Frauen
- Personen mit ungenügendem Ernährungswissen.

Als Risikofaktoren für die Adipositas müssen herausgestellt werden:

- Kalorische Überernährung um 110 bis 130% gegenüber den Empfehlungen des Zentralinstituts für Ernährung
- Verringerung der physischen Belastung und Sinken des Energiebedarfs
- Veränderungen der Lebensmittelverbrauchsstruktur mit Zunahme des Zucker-, Fett- und Fleischkonsums und des Verbrauchs an „verfeinerten" Nahrungsmitteln bei verringertem Verzehr an Getreideprodukten und Kartoffeln
- Disproportionen im Grundnährstoffgefüge mit überhöhter Fett- und Zuckerzufuhr (Fettüberverzehr von 160—200% der Norm)
- ungünstiges Verhältnis von mehrfach ungesättigten Fettsäuren zu gesättigten Fettsäuren und überhöhte Anteile an Nahrungscholesterin (Verzehr von Nahrungscholesterin 200% der Empfehlungen)
- geringe Mahlzeitenfrequenz mit durchschnittlich höherer Kalorienzufuhr bei den einzelnen Mahlzeiten
- Mehrverzehr am arbeitsfreien Wochenende
- steigender Alkoholkonsum (besonders bei Männern).

Im epidemiologischen Programm wurde ein Methodensystem zur komplexen Beurteilung der Ernährungssituation, des Ernährungs- und Gesundheitszustandes und ihrer Abhängigkeiten geschaffen, das in Anlage und Durchführung dem internationalen Stand entspricht. Nach dieser Konzeption wurden erstmalig in der DDR Ernährungsanalysen an 3000 Personen durchgeführt, die ökonomische, ernährungsmäßige, biochemische und klinische Daten miteinander in Beziehung setzen und zu vertieften wissenschaftlichen Erkenntnissen und begründeten volksgesundheitlichen Konsequenzen führten. In weiteren Untersuchungen zur Ernährungssituation, zum Ernährungszustand und zum Ernährungsverhalten wurden zusätzlich zirka 7000 Personen erfaßt.

In den biochemischen Sonderprogrammen zum Stoffwechselverhalten bei Adipositas und Hyperlipämie sowie zur Ernährungsbeeinflussung der Energieverwertung sind folgende Ergebnisse erzielt worden:

1. Vorstellungen über verschiedene Phasen der Adipositas konnten im Hinblick auf das Stoffwechselverhalten präzisiert werden. Dabei ist die dynamische Phase durch eine signifikant positive Beziehung zwischen Fettzellvolumen, Insulinsekretion und Glukoseverwertung charakterisiert. In der statischen Phase werden die freien Fettsäuren bevorzugt verwertet.
2. Bei adipösen Kindern und Erwachsenen wurde ein unterschiedliches Stoffwechselverhalten im Hinblick auf die Verwertung von Glukose und freien Fettsäuren unter den Bedingungen eines kurzzeitigen Fastens und einer definierten Fahrradergometerbelastung nachgewiesen.
3. Im Tierexperiment wurde die Möglichkeit einer ernährungsabhängigen Reduktion der Energieverwertung um 25% bei gleichzeitiger Senkung der Serumlipide nachgewiesen.
4. Es wurde ein tierexperimentelles Modell der ernährungsabhängigen Adipositas geschaffen. Dabei konnten die verschiedenen Phasen der Fettsuchtsentwicklung durch Stoffwechselparameter in Leber, Serum und Fettgewebe charakterisiert werden.

Im Forschungsprogramm zur Ernährungsbeeinflussung der Adipositas und Hyperlipämie wurden folgende wesentliche Ergebnisse erzielt:

1. Nachweis der Grenze für eine risikolose Gewichtsreduktion mit $^1/_3$ der Tagessollkalorien (30 kcal/kg Optimalgewicht) einschließlich aller essentiellen Nährstoffe.
2. Nachweis der Effektivität von Reduktionskostformen mit vermindertem Kaloriengehalt (2100, 1800, 1500, 1200 kcal) bei üblichen Nährstoffrelationen und Erhaltung der körperlichen Leistungsfähigkeit.
3. Unter Gewichtskonstanz wurde bei Adipösen und Normalgewichtigen der prinzipielle Nachweis erbracht, daß ernährungsabhängige Risikofaktoren (Hyperlipämie, Hyperurikämie) günstig beeinflußt werden, wenn die Grundnährstoffrelationen und bestimmte Nahrungsinhaltsstoffe (Verminderung des Cholesterin- und Puringehaltes, Erhöhung des Gehaltes an mehrfach ungesättigten Fettsäuren) geändert werden.

Auf der Basis dieser und weiterer Forschungsergebnisse des Projektes „Ernährung und Leistung" wurde ein Maßnahmeplan für das sozialistische Gesundheitswesen und andere Bereiche der DDR zur Prophylaxe und Therapie der Fettsucht sowie der damit verbundenen Folgezustände erarbeitet.

Aus den Befunden zur Ernährungssituation, zum Ernährungszustand und zum Ernährungsverhalten im Zusammenhang mit der Häufigkeit und Verteilung der Fettsucht sowie der damit verbundenen Risikogruppen werden konkrete Maßnahmen zur Erfassung und Betreuung dieser Risikogruppen sowie ernährungspolitische und volkswirtschaftliche Maßnahmen zum Abbau und zur Verhütung des Übergewichts und seiner Folgeerkrankungen vorgeschlagen.

Der Schwerpunkt der Bekämpfung der Adipositas und ihrer Folgeerscheinungen liegt in der primären Prävention, die in Übereinstimmung mit der Bekämpfung von Herz-Kreislauferkrankungen, der Zuckerkrankheit und anderer Erkrankungen durchzuführen ist.

Die Schwerpunkte der Ernährungserziehung liegen im Rahmen der Gesundheitserziehung bei Kindern und Jugendlichen sowie in allen Bereichen der Gemeinschaftsverpflegung.

(Literatur kann beim Verfasser angefordert werden.)

Prof. Dr. H.-A. Ketz
Zentralinstitut für Ernährung
der AdW der DDR
Potsdam-Rehbrücke

M. Rothe und L. Tunger

Getreideerzeugnisse in der heutigen Ernährung

Die Bedeutung einzelner Lebensmittel innerhalb der gesamten Ernährung läßt sich von verschiedenen Seiten her diskutieren, und zwar aus der Sicht

- der Lebensmittelproduktion oder Lebensmittelverarbeitung
- der Ernährungswissenschaft und Diätetik und
- des Verbrauchers.

Je nach Standpunkt wird man zu etwas differierenden Ergebnissen, Anschauungen und vielleicht auch Schlußfolgerungen gelangen.

Zwar kann man prinzipiell davon ausgehen, daß die Qualität eines Lebensmittels, wie z. B. von Brot, genau definiert werden kann.

Die Gesamtqualität sowie ihre Teilfaktoren sind heute ja überall in staatlichen oder betrieblichen Standards verankert und unterliegen einer ständigen Kontrolle. Dennoch gibt es etwas voneinander abweichende Auffassungen hinsichtlich der Bedeutung einzelner Teilfaktoren für die Gesamtqualität. Abbildung 1 versucht eine schematische Darstellung dieser Zusammenhänge.

So sind z. B. für den Lebensmittelproduzenten Eigenschaften wie Ertrag oder Ausbeute sowie die Produktionseignung eines Lebensmittelrohstoffes von vorrangiger Bedeutung, und sie beeinflussen damit auch die Vorstellungen von der Qualität des Endproduktes. Für den Verbraucher sind solche Gesichtspunkte überhaupt nicht, für die Ernährungswissenschaft sind sie nur von begrenzter Bedeutung.

Bei ernährungswissenschaftlicher Betrachtung werden dagegen Nährwert und Diäteignung von Lebensmitteln im Mittelpunkt der Qualitätsvorstellung stehen. An den Verbraucher sucht man ernährungswissenschaftliche Erkenntnisse über die Ernährungsaufklärung heranzubringen. Oftmals folgen aber nur diätbedürftige Personen konsequent entsprechenden Empfehlungen. Für die Mehrzahl der Verbraucher stehen weniger der Nährwert als vielmehr Geschmack, Aroma und Konsistenz im Mittelpunkt der Qualitätsvorstellung. In jüngster Zeit hat man dieser Auffassung des Verbrauchers zunehmend mehr Rechnung getragen. So ist der Anteil von Geschmack und Aroma an der gesamten Qualitätsbewertung mehr und mehr erhöht worden.

Wenn man die Bedeutung des Getreides in der modernen Kost vom Standpunkt der Ernährungswissenschaft richtig einschätzen will, dann muß man sich mit den verschiedenen Teilfaktoren auseinandersetzen, die hierauf Einfluß nehmen. Von Bedeutung sind dabei vier Komplexe, und zwar

- die Relation der Hauptnährstoffe zueinander
- der Beitrag zur Vitamin- und Mineralstoffversorgung
- die Zufuhr von Ballaststoffen und
- der Einfluß von Geschmack und Aroma auf die Verbrauchsmenge.

Die genannten Teilfaktoren werden zwar nachfolgend einzeln diskutiert, das Gesamtproblem ist aber komplex zu betrachten. Jede einseitige Diskussion kann zu falschen Schlußfolgerungen führen. Man darf z. B. die Bedeutung des Getreides innerhalb unserer Kost ebenso wenig allein anhand der Vitaminversorgung diskutieren, wie es falsch wäre, die ökonomischen Interessen der Produktion auszuklammern oder die Meinung des Konsumenten zu übergehen.

Noch ein weiterer Gesichtspunkt erscheint wichtig. Die Bedeutung des Getreides für die heutige Ernährung darf man nicht nur statisch, d. h. vom gegenwärtigen Zustand ausgehend, betrachten. Es handelt sich bei allen Teilaspekten immer um Entwicklungen, um Veränderungen, und diese fallen beim Verzehr von Getreide als einem unserer Grundnahrungsmittel besonders ins Gewicht.

Hauptnährstoff-Spektrum

Zwischen den Empfehlungen der Ernährungswissenschaft und der tatsächlichen Ernährungssituation bestehen bekanntlich in vielen Ländern Diskrepanzen. Hiervon sollen die in bestimmten Teilen der Welt noch immer verbreiteten Probleme einer echten Mangelernährung, d. h. einer unterkalorischen Versorgung, sowie des Mangels an Protein ausgeklammert werden. Auch in den entwickelten In-

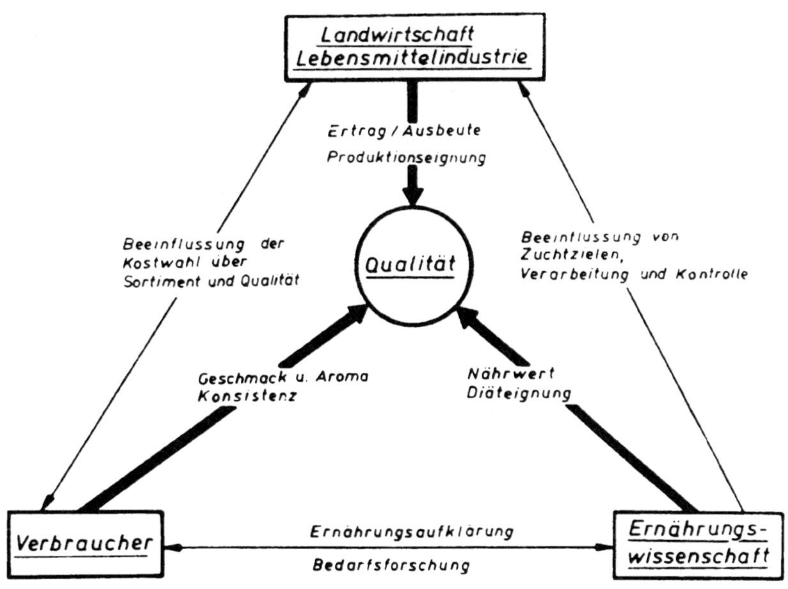

Abb. 1. Wichtige Faktoren der Lebensmittelqualität aus der Sicht verschiedener Interessengruppen

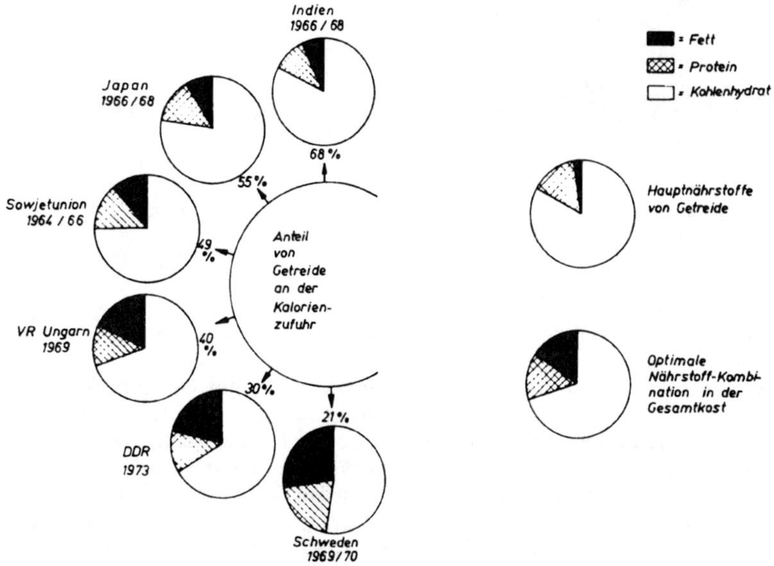

Abb. 2. Einfluß des Getreideverbrauchs auf das Hauptnährstoff-Spektrum in der Kost verschiedener Länder

dustriestaaten weicht das Spektrum der Hauptnährstoffe in quantitativer Hinsicht von der Norm ab, die nach heutiger Auffassung als optimal gilt. Dabei gibt bekanntlich insbesondere ein gegenüber dem Optimum weit überhöhter Verbrauch an Fett zu gesundheitlichen Bedenken Anlaß.

Zwischen dem Fettverbrauch und dem Getreideverbrauch der Bevölkerung aber bestehen enge Beziehungen. Wenn man den Pro-Kopf-Verbrauch an Gesamtfett in 19 europäischen Ländern jeweils ihrem Verbrauch an Getreideprodukten gegenüberstellt, so errechnet sich ein Korrelationskoeffizient von −0,96. Dies bedeutet, daß ein hoher Konsum an Fett besonders dort zu beobachten ist, wo der Verbrauch an Getreideprodukten ausgesprochen niedrig liegt, und daß umgekehrt durch hohen Getreideverbrauch die Fettzufuhr in Grenzen gehalten wird. Aus dieser Feststellung wiederum ergibt sich zwangsläufig ein Interesse der Ernährungswissenschaft daran, den Brotverbrauch nicht weiter absinken zu lassen, ihn nach Möglichkeit sogar durch geeignete Maßnahmen wieder zu erhöhen. Es besteht kein Zweifel, daß man derart der sich immer mehr ausweitenden fett- und kalorienreichen Fehlernährung begegnen könnte.

Die heutige Höhe des in den meisten Ländern rückläufigen Verbrauchs an Getreideprodukten ist weniger eine Frage des Sortiments an Austauschlebensmitteln als von traditionellen Ernährungsgewohnheiten. Integrierende Bestandteile der Ernährung waren seit langer Zeit z. B. der Reis in Südostasien, das dunkle Roggenbrot in der Sowjetunion, Weißbrot zum Mittagessen auf dem Balkan, die Makkaroni in Italien oder Maisprodukte in Mittel- und Südamerika. Der darauf beruhende traditionell hohe Verbrauch an Getreideprodukten wird in diesen Ländern sehr viel langsamer durch andere Lebensmittel substituiert, als dies andernorts der Fall ist. Aus diesem Grund liegen Länder mit einem traditionell hohen Konsum an speziellen Getreideprodukten hinsichtlich der Nährstoffkomposition ihrer Kost heute noch weit günstiger als andere industriell entwickelte Länder. Abbildung 2 demonstriert den Einfluß des Getreidekonsums auf die Zusammensetzung des Pro-Kopf-Verbrauchs an Hauptnährstoffen. Die im mittleren Bereich der Abbildung aufgeführten Länder entsprechen bezüglich ihrer Nährstoffkomposition am ehesten den Empfehlungen der Ernährungswissenschaft. Ein bei oder unterhalb von 30 % der Gesamtkalorien liegender Verbrauch an Getreideprodukten hat dagegen bereits einen stark überhöhten Fettverbrauch zur Folge mit all seinen bekannten negativen gesundheitlichen Konsequenzen. Abbildung 3 zeigt auf der Basis von FAO-Unterlagen und des Statistischen Jahrbuches der DDR, in welchem Bereich sich die einzelnen Länder 1972 befanden.

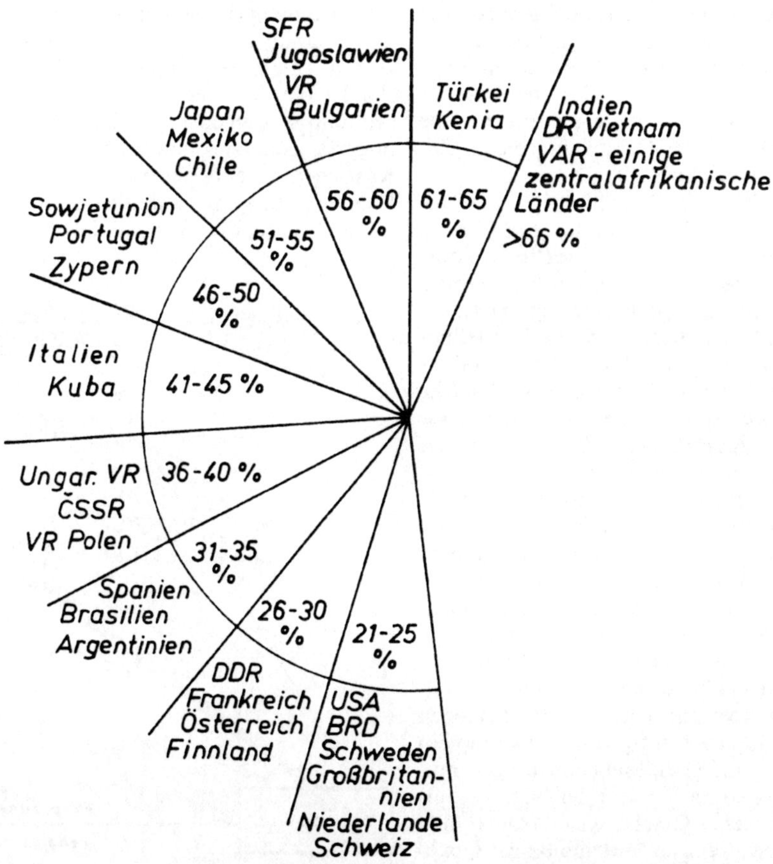

Abb. 3. Anteil von Getreideprodukten an der Kalorienzufuhr verschiedener Länder (1970/1972)

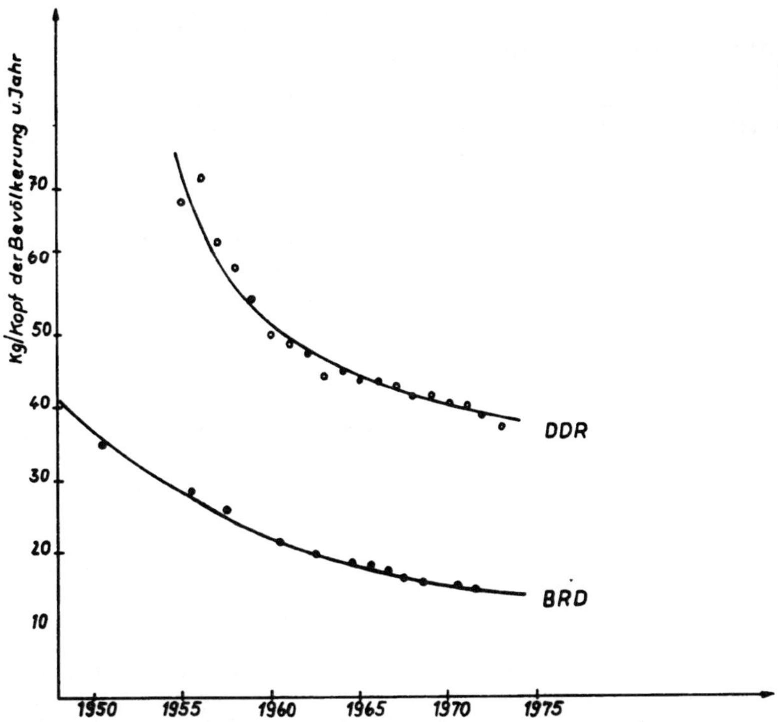

Abb. 4. Rückgang des Roggenmehlverbrauchs in der DDR und BRD

Auch in der DDR war 1972 der Anteil des Getreideverbrauchs an der Gesamtversorgung bereits weit zurückgegangen. So wurden z. B. nur noch 18 % des Eiweißbedarfs und 31 % der für zweckmäßig erachteten Kohlenhydratzufuhr durch Getreideprodukte gedeckt.

Vitamin- und Mineralstoffzufuhr durch Getreideprodukte

Der absolute Gehalt von Getreideerzeugnissen an B-Vitaminen und Mineralstoffen fällt im Vergleich mit dem anderer Nahrungsmittel nicht wesentlich aus dem Rahmen. Ein noch immer relativ hoher Tagesverbrauch läßt das Brot dennoch zu einem wichtigen Lieferanten für B-Vitamine und Eisen werden.

Vitamine und Mineralstoffe sind im Getreidekorn bekanntlich hauptsächlich in den Randschichten lokalisiert. Ihr Gehalt in Mehlen und in daraus hergestelltem Brot hängt folglich vom Ausmahlungsgrad ab. Je niedriger die Ausmahlung, je heller also das Mehl, desto geringer ist sein Gehalt an Vitaminen und Mineralstoffen (Tabelle 1). Demzufolge trägt Weißbrot wenig zur Versorgung mit Wirkstoffen bei, Roggengraubrot und Mischbrot bringen mehr Vitamine und Mineralstoffe mit, der Verzehr von Vollkornbrot schließlich kann die Versorgung mit diesen Substanzen deutlich verbessern.

Die gegenwärtig in der DDR gegebene Situation läßt sich aus der je Kopf der Bevölkerung und Tag verzehrten Gesamtbrotmenge, dem Anteil der einzelnen Brotsorten am Gesamtverbrauch und aus den Pro-Kopf-Richtsätzen für die Vitamin- und Mineralstoffversorgung ableiten. Tabelle 2 zeigt diesbezüglich, daß gegenwärtig 16 % des Vitamin-B_1-Bedarfs, 10 % des Bedarfs an Vitamin B_2, 12 % der erforderlichen Niazinmenge, 5 % des Kalziumbedarfs und 40 % des Bedarfs an Eisen durch Brot gedeckt werden.

Im Vergleich zu der Situation, die Anfang der 60er Jahre in der DDR gegeben war, sind nach Tabelle 3 einige Veränderungen eingetreten. Die Unterschiede zwischen der heutigen Situation und derjenigen von 1962 sind eine Folge des gesunkenen Verbrauchs an Brot, eines (scheinbar) geringeren Anteils an Vollkornbrot sowie eines weitgehenden Austausches von Roggengraubrot gegen Roggen-Weizen-Mischbrot. Jedenfalls hat sich der Anteil des Brotes bei den genannten Wirkstoffen im Zeitraum von 1962 bis 1974 weiter rückläufig entwickelt. Das wird einerseits kritisch zu betrachten sein, weil der Bedarf der hier ausgewählten Nährstoffe nur knapp, und d. h. nach den Gesetzen der Statistik, bei bestimmten Personen unvollkommen gedeckt wird. Jede durch Verbrauchsänderungen bedingte weitere Einbuße muß diese Situation ungünstiger gestalten. Andererseits ist aber zu berücksichtigen, daß dem Rückgang im Brotverbrauch eine Zunahme im Verbrauch anderer Nahrungsmittel parallel läuft.

Von den Substitutionsprodukten sind zwar einige frei von Wirkstoffen (Zukker und Zuckerwaren, Speisefette), andere enthalten diese jedoch gleichfalls in mittleren Konzentrationen (Fleisch, Obst und Gemüse). Die absoluten Einbußen dürften hierdurch zu einem Teil ausgeglichen werden. Heute steht die Ernährungswissenschaft zwar jedem weiteren Rückgang des Brotverbrauchs kritisch gegenüber, die Vitamin- und Mineralstoffversorgung liefert hierfür aber nicht das entscheidende Argument.

Anders ist die Situation einzuschätzen, wenn für bestimmte Personengruppen (diätbedürftige Personen, Sportler, Kleinkinder) der Brotverbrauch qualitativ verändert wird. Der unterschied-

Tabelle 1
Gehalt der in der DDR wichtigsten Brotsorten an B-Vitaminen, Kalzium und Eisen (mg/100 g)

	Mehlrohstoff	Vitamin B_1	Vitamin B_2	Niazin	Kalzium	Eisen
Weizenvollkornbrot	W 1700	0,23	0,11	3,5	30	2,6
Weizenbrot	W 630	0,08	0,04	0,7	13	1,0
Roggenvollkornbrot	R 1790	0,17	0,14	0,7	27	3,9
Roggengraubrot	85 % R 1150 15 % W 812	0,15	0,08	0,6	21	2,8
Roggenmischbrot	60 % R 1150 40 % W 812	0,14	0,07	0,7	19	2,3

Anmerkung: Lediglich bei Vitamin B_1 wurden die durch den Backprozeß bedingten Verlustraten in die Berechnung einbezogen, für die anderen Vitamine liegen noch keine Richtwerte über die Zerstörung während des Backprozesses vor.

Tabelle 2
Zufuhr und Bedarfsdeckung von B-Vitaminen, Kalzium und Eisen durch Brot (DDR 1974)

	Verzehrsmenge g/Kopf u. Tag*	Zufuhr pro Kopf und Tag an: Vitamin B_1 mg	% des Bedarfs	Vitamin B_2 mg	% des Bedarfs	Niazin mg	% des Bedarfs	Kalzium mg	% des Bedarfs	Eisen mg	% des Bedarfs
Weißbrot und Brötchen	67	0,05	2.7	0,03	1,6	0,48	3,0	8.71	1.0	0.65	5,0
Mischbrot 60/40	117	0,16	8,2	0,08	4,6	0,87	5,4	22,23	2,4	2,73	21,0
Mischbrot 85/15	50	0,08	3,8	0,04	2,2	0,32	2,0	10,50	1,1	1,39	10,7
Vollkorn- und Spezialbrot	15	0,03	1.5	0,02	1,1	0,32	2,0	4,35	0,5	0,49	3,7
Gesamtzufuhr	249	0,32	12,2	0,17	9,5	1,99	12,4	45,79	5.0	5,26	40,4

* berechnet aus Werten von H. Gehrke (1974) sowie unter Abzug der Verluste als Folge von Altbackenwerden und Verfütterung (Wünsche, 1972)

liche Wirkstoffgehalt der einzelnen Brotsorten hat zur Folge, daß der weitgehende Austausch einer Brotsorte gegen eine andere Konsequenzen für die Vitaminversorgung mit sich bringen kann.

Hier müßte folglich der Verbrauch angereicherter Produkte empfohlen werden oder ein Ausgleich durch veränderte Kostformen (viel Obst und Gemüseprodukte) erfolgen.
Umgekehrt kann ein ausschließlicher

Tabelle 3
Änderung des Anteils an der Bedarfsdeckung durch Brot bei B-Vitaminen, Kalzium und Eisen von 1962 bis 1974

	Brotverzehr (g/Kopf u. Tag)		% des Tagesbedarfs an: Vitamin B_1		Vitamin B_2		Niazin		Kalzium		Eisen	
	1962	1974	1962	1974	1962	1974	1962	1974	1962	1974	1962	1974
Weißbrot u. Brötchen	74	67	2,95	2,7	1,6	1,6	3,3	3,0	1,0	1,0	5,6	5,0
Mischbrot 60/40	36	117	2,5	8,2	1,4	4,4	1.7	5,4	0,8	2,4	6,5	21,0
Graubrot 85/15	142	50	10,65	3,8	6,3	2,2	5,7	2,0	3,2	1.1	30,4	10,7
Vollkorn- u. Spezialbrot	42	15	4,15	1,5	3,0	1,1	5,6	2,0	1,3	0,5	10,3	3,7
Gesamtverbrauch	294	249	20,25	16,2	12,3	9,3	16,3	12,4	6,0	5,0	52,8	40,4

Tabelle 4 bringt dafür Beispiele. Danach hat eine Umstellung der gesamten Broternährung auf Weißbrot — wie sie im Rahmen bestimmter Diätformen möglich ist — Auswirkungen auf die B-Vitamin- und Eisenversorgung, die beachtet werden müssen. Beim Austausch von Brotsorten untereinander tritt ja kein Ausgleich durch Substitutionsprodukte ein, und die normalerweise schon kritische Versorgung mit den genannten Wirkstoffen kann sich weiter verschlechtern.

Verbrauch von Vollkornprodukten die Vitamin- und Mineralstoffversorgung günstiger gestalten. Ohne jede weitere Koständerung wird die Bilanz bei einer Umstellung auf diese Brotsorte deutlich verbessert. Hier liegt einer der Gründe für die auch heute noch aktuelle Propagierung des Verbrauchs von Vollkornerzeugnissen seitens der Ernährungswissenschaft. Er fällt allerdings weniger ins Gewicht als die noch zu diskutierenden Faktoren „Ballaststoffe" und „Aroma".

Ballaststoffzufuhr durch Brot

Seit einigen Jahren ist eine Gruppe von Substanzen ins Blickfeld der Ernährungswissenschaft gerückt, die zuvor wenig Beachtung gefunden hatte; die sogenannten Ballaststoffe. Unter diesem Sammelbegriff fassen wir eine Gruppe chemisch uneinheitlicher polymerer Substanzen zusammen, die für den menschlichen Organismus nicht bzw. nur zu einem sehr geringen Teil verdaulich sind. Der essentielle Charakter von Ballaststoffen tritt erst bei Unterschreitung eines bestimmten Minimums in der täglichen Zufuhr in Erscheinung. Erst der in hochentwickelten Ländern ständig zunehmende Verbrauch an konzentrierten, nährstoffreichen Lebensmitteln hat die Ballaststoffversorgung unter diese Grenze absinken lassen.
Mangel an Ballaststoffen ruft einerseits Störungen im Bereich des Verdauungstraktes hervor. Burkitt, Painter und Mitarb. haben 1970 bis 1972 in epidemiologischen Untersuchungen zeigen können, daß die sehr viel schnellere Darmpassage bei ballaststoffreicher Kost offensichtlich dem Auftreten bestimmter Darmerkrankungen entgegenwirkt. An Material aus mehr als 200 Kliniken in 20 Ländern konnte nachgewiesen werden, daß die meisten der heute bekannten Erkrankungen im Dickdarmbereich in Ländern mit ballaststoffreicher Ernährung praktisch unbekannt sind, während sie in modernen Industriestaaten mit ihrer an Ballaststoffen immer mehr verarmenden Kost ständig zunehmen. In unterentwickelten Ländern beobachtet man solche Erkrankungen ausschließlich bei den kleinen Bevölkerungsgruppen, die ihre Ernährung bereits auf die (ballaststoffarme) moderne Zivilisationskost umgestellt haben.
Als weitere Funktion der Ballaststoffe ist in den letzten Jahren ein senkender und d. h. ein günstiger Einfluß auf den Fett- und Cholesteringehalt des Blutserums nachgewiesen worden. Die Schlußfolgerung ist naheliegend, daß ballaststoffreiche Kost Herz-Kreislauf-Erkrankungen sowie Gallenkrankheiten vorbeugen kann.
Getreide und Brot stehen zu diesem Problem nicht nur deshalb in Beziehung, weil etwa geringe Direktzusätze von Kleie zur Kost die Darmpassage beschleunigen oder weil der cholesterinsenkende Effekt im Tier- und Humanversuch mit Haferflocken, Voll-

Tabelle 4
Einfluß einer Veränderung des Brotangebots auf die Bedarfsdeckung bei B-Vitaminen, Kalzium und Eisen

	Durch Brot gewährleisteter Anteil am Bedarf (%) bei				
	Vitamin B_1	Vitamin B_2	Niazin	Kalzium	Eisen
Gegenwärtiger Verzehr	16,2	9,5	12	5,0	40
Ausschließlicher Verzehr von Weißbrot	10,0	5,6	11	3,5	19
Ausschließlicher Verzehr von Mischbrot 60/40	17,5	9,7	12	5,1	45
Ausschließlicher Verzehr von Mischbrot 85/15	18,7	11,1	10	5,7	53
Ausschließlicher Verzehr von Weizenvollkornbrot	28,7	15,2	55	8,1	49

Tabelle 5
Rohfasergehalt von Weizen- und Roggenmehl in Abhängigkeit vom Ausmahlungsgrad

Weizenmehl % Ausmahlung	Rohfaser (%)	Roggenmehl % Ausmahlung	Rohfaser (%)
100	2,12	98	1,71
85	0,38	87	1,01
80	0,16	82	0,88
75	0,12	70	0,67
70	<0,10	60	0,61
42	<0,10	45	0,34

kornprodukten und Kleie nachgewiesen worden ist. Für die Durchschnittsernährung der Gesamtbevölkerung sichert vielmehr heute noch unser Brot eine, wenn auch geringe, so doch kontinuierliche Mindestzufuhr von Ballaststoffen. Dies ist allerdings nur der Fall, wenn wenigstens mittlere Ausmahlungen und nach Möglichkeit Roggenmehl zur Brotherstellung Verwendung finden. Da Ballaststoffe in den Randschichten des Getreidekornes vorkommen, enthalten helle Mehle nur unbedeutende Mengen. Tabelle 5 zeigt diese Abhängigkeit des Ballaststoffgehaltes vom Ausmahlungsgrad bei Weizen- und Roggenmehlen anhand ihrer Rohfaserwerte.

Für die Vernachlässigung des Ballaststoffproblems in der Vergangenheit gibt es noch eine weitere Begründung. Als Voraussetzung für bestimmte Schlußfolgerungen wird man nämlich wie bei den Hauptnährstoffen zunächst wissen wollen, wie stark der Einfluß von Kostveränderungen zahlenmäßig und wie hoch dieser im Vergleich zum Bedarf ist. Eine solche Ballaststoffbilanz, d. h. eine Aussage über die tägliche Zufuhr mit einer gemischten Kost und den Bedarf, läßt sich jedoch bisher nicht bzw. nur mit großer Unsicherheit aufstellen. Der Hauptgrund dafür sind ungeeignete Analysenverfahren.

Zu den Ballaststoffen zählen Lignin, Zellulose, Pentosane, Pektin und Hemizellulosen. Zu ihrer summarischen Bestimmung hat man in der Vergangenheit die aus der Futtermitteluntersuchung stammenden Rohfasermethoden eingesetzt. Bei diesen Verfahren sollen die verdaulichen Nährstoffkomponenten der untersuchten Lebensmittel mittels einer hydrolytischen oder oxydativen Arbeitsweise in lösliche Form überführt und von den unlöslichen Ballaststoffen abgetrennt werden. Tatsächlich werden dabei aber auch die Ballststoffe selbst teilweise angegriffen und so der Erfassung entzogen.

Erst die Entwicklung spezifischer Bestimmungsverfahren für einzelne Ballaststoffgruppen (die allerdings sehr aufwendig sind) sowie von enzymatischen Bestimmungsverfahren haben auf diese Problematik aufmerksam gemacht. Enzymatische Verfahren zur Bestimmung von Ballaststoffen kommen im übrigen auch der spezifischen Eigenart der Ballaststoffe näher. Hier werden die abzutrennenden Hauptnährstoffe nicht mit aggressiven hydrolytischen oder oxydativen Hilfsmitteln, sondern mit amylolytischen und proteolytischen Enzymen abgebaut, was dem Verdauungsvorgang weit eher entspricht.

Der Einsatz solcher enzymatischer Bestimmungsverfahren für Ballaststoffe hat ebenso wie die aufwendige Einzelbestimmung der verschiedenen Ballaststoffgruppen zu einer wichtigen Erkenntnis geführt:

Die gleichzeitige Bestimmung von Ballaststoffen mittels der neuen Verfahren und über eine Rohfasermethode macht nämlich deutlich, daß die Rohfaserverfahren als Index für Ballaststoffe völlig ungeeignet sind. Sie liefern gerade für Getreideprodukte ausgesprochen niedrige Werte. Die Tabellen 6 und 7 zeigen das anhand des Quotien-

Tabelle 6
Ballaststoff- und Rohfaserwerte von Getreideprodukten

Material	Autor/Jahr	Rohfaser (%)	Ballaststoffe (%) Summe der Einzelkomponenten	enzymat. Bestimmung	Quotient Ballaststoffe/Rohfaser
Weizen	Szczygiel 1962	2,0	9,7		4,9
	Nehring 1969		12,3		6,2
	Southgate 1969		11,2		5,6
	Salo 1970		11,55		5,8
	Thomas 1974			10,75	5,4
	Rothe 1975			11,3	5,7
Weizenmehl W 405	Thomas 1974	0,1		0,96	9,6
Weizennachmehle	Rothe 1975	2,2		10,8	4,9
		3,2		16,0	5,0
		4,9		22,7	4,6
Weizenschalen	Thomas 1974	17,6		64,2	3,6
Roggen	Nehring 1967	2,1	11,3		5,4
	Southgate 1969		14,4		6,9
	Salo 1970		13,5		6,4
	Thomas 1974			8,9	4,2
Roggenmehl R 997	Thomas 1974	0,9		4,5	5,0
	Rothe 1975	0,8		3,5	4,4
Roggenschalen	Thomas 1974	11,6		64,1	5,5

Tabelle 7
Ballaststoff- und Rohfaserwerte von Gemüse und Obst

Material	Autor/Jahr	Rohfaser (%)	Ballaststoffe (%) Summe der Einzelkomponenten	Ballaststoffe (%) enzymat. Bestimmung	Quotient Ballaststoffe/Rohfaser
Bohne, weiß	Hellendoorn 1974	2,4		15,7	6,4
Erbse	Thomas 1975	1,9		8,5	4,5
Spinat	Szczygiel 1962	0,7	2,0		2,9
Gartenbohne	Thomas 1975	4,0		10,5	2,6
Kohlrabi	Szczygiel 1962	1,3	3,0		2,3
Sojabohne	Hellendoorn 1974	6,8		11,7	1,7
Kartoffel	Thomas 1975	0,8		1,3	1,6
Mohrrübe	Thomas 1975	1,0		1,25	1,25
Weißkohl	Thomas 1975	1,5		1,6	1,1
Apfel	Thomas 1975	1,0		1,65	1,65
Pflaume	Thomas 1975	0,7		1,0	1,4

ten Ballaststoffgehalt/Rohfaserwert. Danach ergeben sich ähnlich hohe Gehaltswerte und Quotienten wie bei Getreideprodukten nur noch bei Leguminosensamen, deren verdauungsfördernder Effekt gleichfalls bekannt ist. Bei den übrigen bisher untersuchten Gemüse- und Obstarten übersteigt dagegen der Ballaststoffgehalt den Rohfaserwert nur in sehr viel geringerem Maße als bei Getreideprodukten.
Aus solchen Ergebnissen leitet sich nicht nur die Feststellung ab, daß der Rohfaserwert keinen geeigneten Index für einen Vergleich des Ballaststoffgehaltes verschiedener Lebensmittel darstellt. Man kann daraus weiter schließen, daß Getreide-Ballaststoffe sich qualitativ von den Zellwandbestandteilen anderer Lebensmittel unterscheiden und daß sie absolut einen höheren Anteil ausmachen als bisher angenommen. So läßt sich wohl auch der im Tier- und Humanversuch beobachtete besondere Effekt von Getreide-Ballaststoffen im Vergleich zu anderer ballaststoffreicher Kost deuten.
Trotz des vorläufigen Charakters des Zahlenmaterials sind hinsichtlich der Getreideernährung erste Rückschlüsse bereits möglich. So ist auch aus dieser Sicht der Rückgang im Verbrauch an Roggenmehl in Mitteleuropa als kritisch zu betrachten, denn Roggen wird im allgemeinen höher ausgemahlen als Weizen, und Roggenmehle verfügen daher über mehr Ballaststoffe. Der starke Rückgang des Roggenmehlverbrauches seit dem 2. Weltkrieg, der in allen früher typischen Roggenverbrauchsländern zu beobachten ist — wie der VR Polen, der ČSSR, der BRD und auch der DDR —, ergibt sich nicht nur als Folge der Substitution von Brot durch andere Lebensmittel, sondern auch aus dem allmählichen Übergang vom Roggengraubrot zum Roggen-Weizen-Mischbrot. Vorrangig auf Grund technologischer Vorteile hat man in der Vergangenheit in den genannten Ländern den Anteil an mitverarbeitetem Weizenmehl im Mischbrot kontinuierlich erhöht. Abbildung 4 zeigt den Rückgang im Roggenmehlverbrauch am Beispiel der DDR und der BRD; er hat eine Verringerung der Zufuhr von Getreide-Ballaststoffen zur Folge gehabt.
Der Austausch von Roggenbrot gegen Mischbrot erscheint nicht nur in bezug auf die Ballaststoffzufuhr ungünstig, er hat auch Auswirkungen auf die Aromaintensität der entsprechenden Brote.

Auswirkungen von Geschmack und Aroma

Auf den ersten Blick erscheint es nicht einleuchtend, daß das Aroma von Brot zur Ernährungssituation bzw. der Bedeutung von Getreide für unsere Ernährung in Beziehung stehen soll. Es besteht auch nur ein indirekter Zusammenhang: Für den Verbraucher von Lebensmitteln sind Geschmack und Aroma — wie erwähnt — entscheidende Qualitätsfaktoren. Dies hat jedoch auch zur Folge, daß Geschmack und Aroma beim Brot wie bei anderen Lebensmitteln die Verbrauchsmenge stimulieren.
In Abbildung 5 sind die Ergebnisse von drei Verbrauchertests zusammengefaßt, die von uns zu dieser Fragestellung organisiert und durchgeführt worden sind. Dabei wurde jeweils der wöchentliche Brotverzehr von bestimmten Personengruppen erfaßt, welche die betreffende Brotmahlzeit gemeinsam einnahmen. Hierbei standen jeweils Brot, Aufstrichfett und Belag unbegrenzt zur Verfügung. Registriert wurde die Verbrauchsmenge von Brot in Abhängigkeit von dessen Aromaqualität. Bei den 1966 und 1967 durchgeführten Tests wurde an die Versuchspersonen eine Woche lang Handelsbrot von nur mittlerer Aromaintensität verabfolgt und in der darauffolgenden Woche aromaintensives Brot der gleichen Sorte. Bei dem 1975 durchgeführten Vergleich wechselten während zwei Wochen Versuchsdauer aromaschwaches und aromaintensives Brot in un-

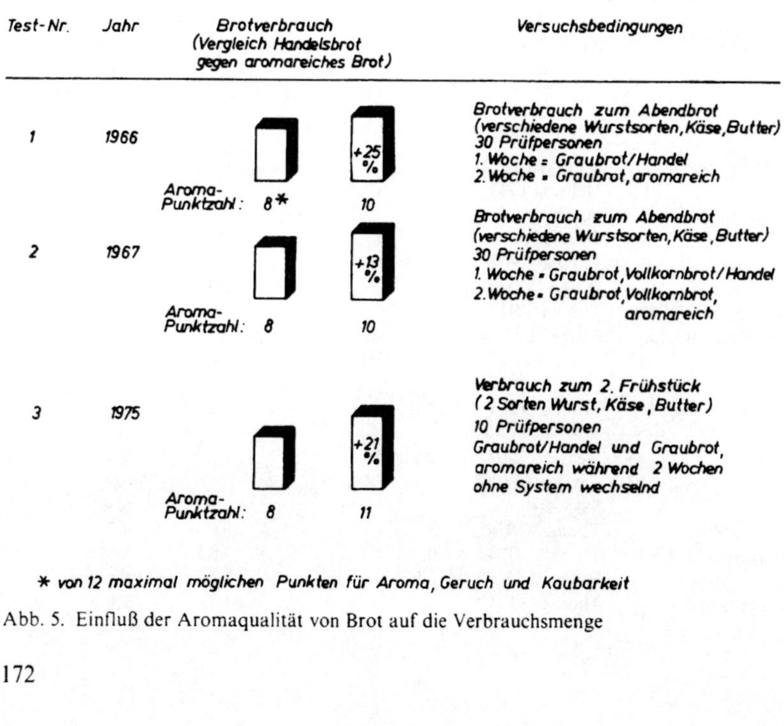

Abb. 5. Einfluß der Aromaqualität von Brot auf die Verbrauchsmenge

regelmäßiger Reihenfolge. Den Testpersonen waren die Fragestellung der Versuche und die Unterschiede in der Brotqualität nicht bekannt; sie sollten sich bezüglich ihres Brotkonsums normal und unbeeinflußt verhalten.

Bei allen drei Tests wurde eine eindeutige Erhöhung des Verbrauchs an Brot registriert, und zwar jeweils in der Größenordnung von 20%. Dieser vermehrte Konsum als Folge von intensiverem Aroma läßt sich unterschiedlich diskutieren. Natürlich kann man einerseits dabei kritisch vermerken, daß intensiveres Aroma demnach dem Überverzehr weiter Vorschub leistet. Andererseits kann der Mehrverbrauch an Brot aber auch auf Kosten der Beilage erfolgen und die Kalorienzufuhr zu der betreffenden Brotmahlzeit gleichbleiben. Diese letztere Erwartung würde dann zutreffen, wenn das Eigenaroma von Brot den Gesamteindruck beim Verzehr mit Aufstrich und Belag im Sinne einer Abrundung und Verstärkung positiv beeinflußt. Neutral schmeckendes Brot würde dann im Vergleich zu aromareichem Brot mehr Aufstrich und Belag zur Erzielung des gleichen Geschmackreizes erfordern, und dadurch einem höheren Fettverbrauch Vorschub leisten. Gleiche Kalorienzufuhr bei der betreffenden Mahlzeit vorausgesetzt, würde dem erhöhten Fettkonsum ein Minderverbrauch an Brot gegenüberstehen.

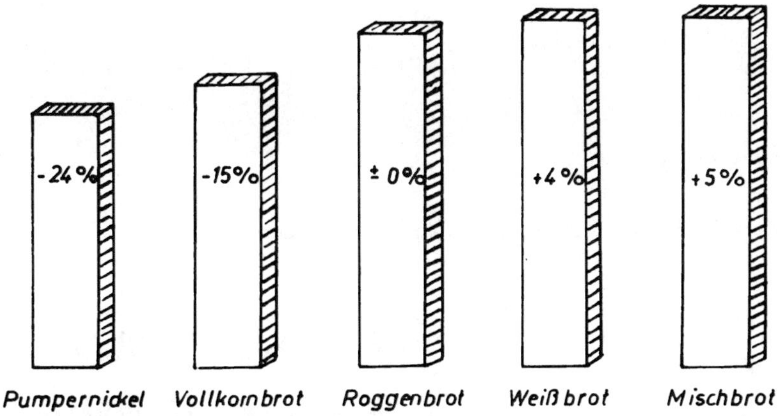

Abb. 6. Fettverbrauch bei verschiedenen Brotsorten (im Vergleich zu Roggenbrot), Verbrauchertest 1966

terer Verbrauchertest. Hierbei waren die zu verschiedenen Brotsorten verbrauchten Mengen an Aufstrich- und Belagfett registriert worden. Abbildung 6 zeigt das Ergebnis. Danach erfordern aromaintensivere Brotsorten wie Vollkornbrot oder Pumpernickel weniger Aufstrich und Belag und führen dadurch zu geringerem Fettverbrauch, als das bei Roggenbrot, Mischbrot oder Weißbrot der Fall ist.

Daß der Verbraucher einer Verstärkung der Aromaintensität bei Brot positiv gegenübersteht, dafür gibt es noch zahlreiche weitere Hinweise. So läßt sich aus ausgedehnten Verbraucherumfragen von Steller in der BRD ableiten, daß dort von 1954 bis 1969 der Verbrauch von Frischbrot stark zugenommen hat (Tabelle 8). Frischbrot aber zeichnet sich gegenüber abgelagertem Brot vor allem durch eine höhere Aromaintensität aus.

Tabelle 8
Entwicklung des Frischverzehrs von Brot in der BRD (nach Steller)

Frage: In welcher Form essen Sie Brot lieber?	1954	1964	1967	1969
frisch	31	36	38	49
etwas abgelagert	63	53	55	42
trocken	4	4	2	2
verschieden, wechselnd	5	6	4	6
keine Aussage	1	1	1	1

Die praktischen Konsequenzen liegen auf der Hand. Eine Verbesserung der Aromaqualität oder eine Verstärkung der Aromaintensität scheinen ein geeignetes Mittel, um dem Rückgang des Brotverbrauchs entgegenzuwirken und den Fettverbrauch mit Aufstrich und Belag zu senken. Hier treffen sich demnach die Interessen von Ernährungswissenschaft und Getreideverarbeitung.

Hinweise auf derartige Beziehungen zwischen dem Aroma von Brot und der hierzu verbrauchten Menge an Aufstrich- und Belagfett liefert auch ein von uns 1966 durchgeführter wei-

Auch die vor einigen Jahren durchgeführten Marktanalysen des gleichen Autors sowie die in der BRD und in Österreich vor einer Reihe von Jahren organisierten sogenannten „Schulbrottests" lassen eine hohe Beliebtheit der aromaintensiven Brotsorten erkennen. Bei der Frage nach der beliebtesten Brotsorte wurden auf jeden Fall solche aromareichen Sorten weitaus häufiger angeführt als ihrem tatsächlichen Marktanteil entsprach.

Feststellungen und Konsequenzen

- Trotz des in den letzten 20 Jahren stark rückläufigen Trends sind Getreide und Brot noch immer wichtige Grundnahrungsmittel. Da jede weitere Substitution durch andere Lebensmittel die Über- und Fehlernährung in hochentwickelten Ländern fördert, wird die Ernährungswissenschaft alle Bemühungen zur Erhaltung oder Förderung des Brotkonsums unterstützen.
- Fettkonsum und Ballaststoffzufuhr lassen sich über Brotverbrauch und Brotsortiment beeinflussen. Zur Erhöhung des Brotverbrauchs ist eine Verbesserung der Aromaqualität und eine Verstärkung der Aromaintensität bei den Standard-Brotsorten anzustreben. Ferner sollte das Angebot an Vollkornbrot sowie an anderen aromaintensiven Spezialbrotsorten verstärkt worden. Daneben müßten im Sortiment ballaststoffreiche Brotsorten erscheinen bzw. propagiert werden.
- Der Rückgang des Roggenmehlverbrauchs reduziert die ohnehin schon stark verringerte Zufuhr von Getreide-Ballaststoffen. Entgegen der bisherigen Verbrauchstendenz vom reinen Roggenbrot mittlerer Ausmahlung zum Roggen-/Weizen-Mischbrot sollte ein Roggenbrot ohne oder mit sehr geringem Weizenmehlanteil im Sortiment erhalten bleiben. Nur bei dieser heute mehr und mehr vernachlässigten Sorte läßt sich eine relativ helle Krumenfarbe mit den Vor-

teilen hoher Aromaqualität und mittleren Ballaststoffgehaltes vereinen.

Zusammenfassung

Die Bedeutung von Getreideprodukten für die Ernährung von heute wird durch verschiedene Teilfaktoren bestimmt, die erst bei komplexer Betrachtung sichere Schlußfolgerungen ermöglichen. Einer der wichtigsten Gesichtspunkte ist dabei die Komposition der Hauptnährstoffe, die in den meisten Ländern nicht mit der von der Ernährungswissenschaft vorgegebenen Norm übereinstimmt. Der in hochentwickelten Industriestaaten zu beobachtende stark überhöhte Fettkonsum steht zum Verbrauch an Getreideprodukten in umgekehrter Beziehung. Niedriger und weiter absinkender Brotverzehr begünstigen daher die Entwicklung zu fettreicher Ernährung. Dem parallel laufenden Rückgang in der Versorgung mit B-Vitaminen und Mineralstoffen ist im Rahmen der modernen Ernährung weniger Bedeutung beizumessen, da ihre teilweise Substitution durch andere Nahrungsmittel erfolgt.
Als für die Ernährungssituation ungünstig sind der Übergang zu niedrigeren Ausmahlungen und der Rückgang des Roggenmehlverbrauchs einzuschätzen. Sie verringern einerseits die Zufuhr von Getreide-Ballaststoffen. Diese in den Randschichten des Getreidekorns vorliegenden, bei der Vermahlung daher weitgehend abgetrennten unverdaulichen Bestandteile üben auf Grund qualitativ anderer Zusammensetzung offensichtlich einen stärker stimulierenden Einfluß auf die Darmtätigkeit aus als andere Ballaststoffe. Sinkender Roggenverbrauch und Übergang zu Mischbrot haben in Mitteleuropa ferner die Aromaintensität von Brot verringert und leisten dadurch indirekt einem weiteren Rückgang des Brotverbrauchs und einer Zunahme im Konsum an Aufstrich- und Belagfett Vorschub.

(Literatur kann bei den Verfassern angefordert werden.)

Dr. sc. M. Rothe und
Dr. L. Tunger
Zentralinstitut für Ernährung
der AdW der DDR
Potsdam-Rehbrücke

B. Gaßmann

Zuckerersatz auf der Basis von Süß- und Füllstoffen

Gegen die Verwendung reiner Süßstoffe bestehen häufig Vorbehalte und Vorurteile; diese sind nicht nur psychologischen Ursprungs, sondern auch deshalb begründet, weil Süßstoffe

— schwierig zu dosieren und handzuhaben sind und
— bei bestimmten Konzentrationen zu Mißgeschmack (z. B. zu Bitternoten) führen und weil
— Textur, Gefüge oder Körper damit gesüßter Lebensmittel nachteilig beeinflußt werden.

Das beeinträchtigt die Einsatzmöglichkeiten sowohl im Haushalt als auch in der gesellschaftlichen Speisenwirtschaft und schließt ihre alleinige Verwendung in bestimmten Bereichen (z. B. Backwarenherstellung) ganz aus. Hinzu kommen gesundheitliche Bedenken gegen die auf diese Weise nicht begrenzte und kontrollierbare Süßstoffaufnahme durch die Bevölkerung. Derartige Nachteile und Vorbehalte sind seit etwa 20 Jahren Ausgangspunkt und Grundlage von Patenten und Erzeugnissen, die auf Mischungen von Süßstoffen mit Trägern aufbauen. Als weitere Gründe für die Herstellung von Süßstoff-Träger-Mischungen werden die Verbesserung der Löslichkeit bzw. Erhöhung der Auflösungsgeschwindigkeit, die Beeinflussung der Hygroskopizität und die Gewährleistung der Süßstoffstabilität bei der Zubereitung oder Lagerung von Lebensmitteln, denen sie beigefügt sind, angegeben.
Zumeist wird mit den Kombinationen der Süßungsgrad der Saccharose angestrebt. Die Einstellung einer größeren Süßkraft und damit die Herabsetzung der Einsatzmengen gegenüber Saccharose werden lediglich verfolgt, wenn zugleich eine Kalorienreduzierung erreicht werden soll; häufiger wird diese jedoch erzielt durch

— Verminderung des Schüttgewichts bzw. der Schüttdichte und den
— Einsatz von akalorischen oder Trägerstoffen mit infolge mangelnder Resorbierbarkeit vermindertem Brennwert.

Art und Zusammenstellung der Trägerstoffe werden demzufolge sowohl von diätetischen Gesichtspunkten (Eignung für Diabetiker, z. B. Fruktose, Sorbit, Xylit u. ä.) als auch dem Bestreben, die funktionellen Eigenschaften der Saccharose und/oder eine Brennwerterniedrigung zu gewährleisten, bestimmt. Als Füllstoffe sind Monosaccharide (z. B. Fruktose, Galaktose oder Glukose), Disaccharide (z. B. Saccharose, Laktose oder Maltose), Oligosaccharide bzw. Dextrine (z. B. Maltodextrine, andere Stärkehydrolysenprodukte), Polysaccharide (z. B. Stärkederivate, Zellulosederivate, Polymerisate von Glukose, Maltose oder Dextrinen, Arabinogalaktan, Dextrane, Pflanzengummen), Zuckeralkohole (z. B. Sorbit, Maltit, Isomaltit, Xylit, Mannit oder höhere Zuckeralkohole) und Glykole (z. B. Propylenglykol, Polyäthylen-polyoxypropandiol) vorgeschlagen worden. Zahlreiche Ingredienzien sollen überdies zur Verstärkung oder Verbesserung der Geschmacksfülle beitragen (z. B. organische Säuren oder deren Salze, Kochsalz, Kalziumhydroxid oder -chlorid, Proteinhydrolysate, Maltol, Vanillin, Glukonat, Aminosäuren, Metaphosphate). In den meisten Fällen werden schutzrechtlich Mischungen verschiedener Träger mit Süß- und anderen Zusatzstoffen beansprucht.

Prof. Dr. habil. B. Gaßmann
Zentralinstitut für Ernährung
der AdW der DDR
Potsdam-Rehbrücke

T. Taschev und M. Demireva

Veränderungen in der Ernährung der Landbevölkerung in der VR Bulgarien

Bis zum Jahre 1944 gehörte Bulgarien zu den in ihrer ökonomischen Entwicklung zurückgebliebenen Ländern, in den 80% der Bevölkerung in einer extensiven, zerstückelten und schwachproduktiven Landwirtschaft beschäftigt waren. Als Ergebnis der allseitigen Revolutionsreformen, die in unserem Lande nach 1944 verwirklicht wurden, traten mit der Industrialisierung und Mechanisierung der Landwirtschaft auch große demographische Veränderungen ein. Das drückt sich vor allem in einem Anwachsen der Stadtbevölkerung aus. So waren 1973 57% der Stadtbevölkerung vorher in der Landwirtschaft tätig. Auf dem Lande wurden Armut, ungenügende Ernährung, die schwere körperliche Arbeit, die die Lebensweise der Bauern in der Vergangenheit charakterisierten, schnell überwunden.

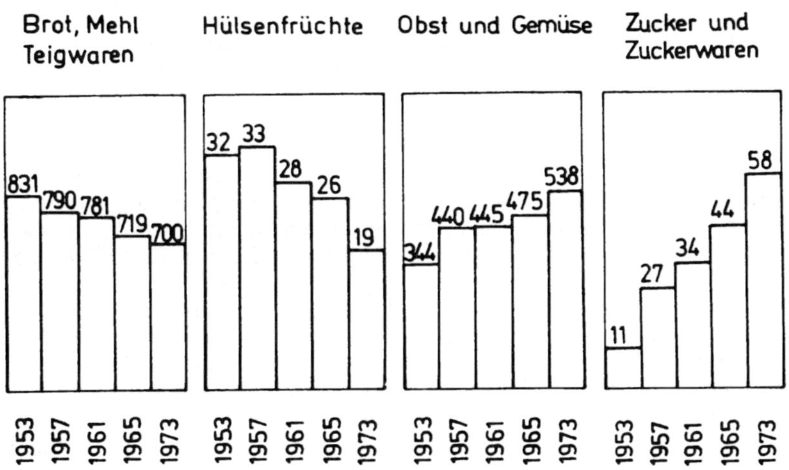

Abb. 1. Veränderungen im Verbrauch der Grundnahrungsmittelgruppen pflanzlicher Herkunft (in g pro Person/Tag)

Material und Methodik

Zur Erforschung der Veränderungen in der Ernährung der Bauern in der Periode bis 1939 und von 1953 bis 1973 wurden Angaben aus den Haushaltungen herangezogen und bearbeitet. Zur Feststellung der Beziehungen zwischen dem Ernährungszustand, der Körperentwicklung und dem Gesundheitszustand wurden komplexe Untersuchungen vom Institut für Ernährung in 6 Gebieten des Landes durchgeführt.

In der vorliegenden Arbeit analysieren wir die Angaben aus 727, insgesamt 2595 Personen umfassenden Bauernfamilien, die während der Jahre 1970 bis 1974 erhoben wurden. Angewandt wurde die Interview-Gewichtsmethode, indem im Verlauf von 10 aufeinander folgenden Tagen in den Winter-, Frühlings-, Sommer- und Herbstmonaten die Nahrung jeder der untersuchten Personen ausgewogen wurde. Die Angaben über die tatsächliche Ernährung (Kalorien, Eiweiße, Fette, Kohlenhydrate und einige Vitamine) wurden mit bulgarischen Ernährungsbedarfswerten gemäß Konstitution, physischer Aktivität, Alter und Geschlecht verglichen.

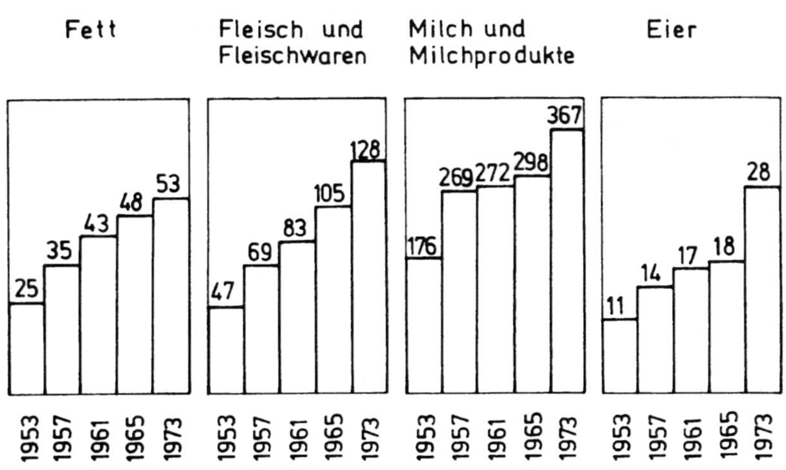

Abb. 2. Veränderungen im Verbrauch der Grundnahrungsmittelgruppen tierischer Herkunft (in g pro Person/Tag)

Ergebnisse und Diskussion

Die Veränderungen im Nahrungsmittelverbrauch für den Zeitraum 1953—1973 läßt eine Haupttendenz erkennen: die Senkung des Anteiles mancher pflanzlichen Nahrungsmittel und eine schnelle Zunahme des Verbrauchs von tierischen Nahrungsmitteln. Aus Abbildung 1 ist ersichtlich, daß der Brotverzehr um 16% gesenkt wurde, obwohl er auch 1973 noch beträchtlich ist (700 g pro Person/Tag). Der Verbrauch von Hülsenfrüchten verminderte sich um 35% und erreichte ein gleichmäßiges Niveau über das ganze Jahr. Für diese 2 Nahrungsmittelgruppen ist zu betonen, daß sie auf Grund der bestehenden Ernährungsgewohnheiten einen wesentlichen Anteil der Speisenmenge, besonders der Landbevölkerung, ausmachen. Der Frischobst- und Gemüseverbrauch nahm um 56% zu; dabei wurde 1973 täglich $^1/_2$ kg pro Person überschritten.

Obwohl für das Jahr der Obst- und Gemüsebedarf durchschnittlich ge-

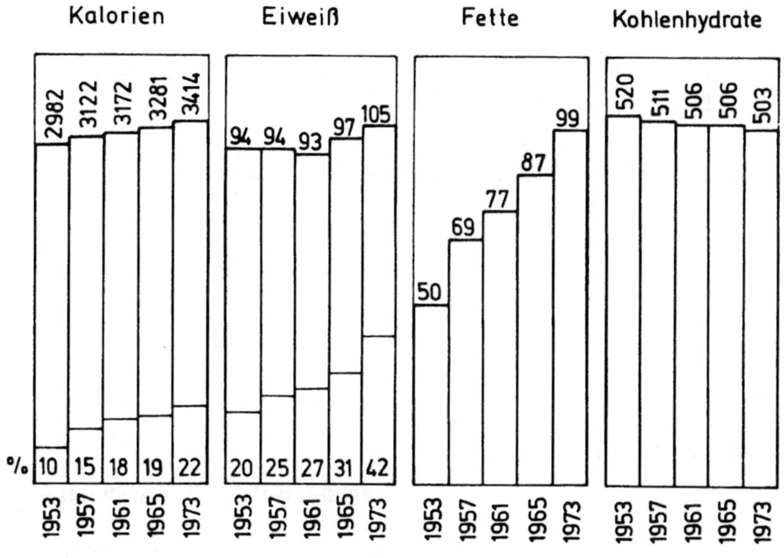

Abb. 3. Höhe der mit der Nahrung aufgenommenen Kalorien-, Eiweiß-, Fett- und Kohlenhydratmengen (Durchschnittswerte pro Person/Tag)

deckt ist, beobachtet man eine jahreszeitliche Abhängigkeit: der Verbrauch von Obst und Gemüse im Winter und Frühling erreicht kaum $^1/_3$ des durchschnittlichen Jahresverbrauchs.

Zucker und Zuckererzeugnisse waren eine Seltenheit in der Bauernnahrung im Zeitraum bis 1939 (5—6 g pro Tag), im Zeitraum 1953—1973 aber wurden 58 g pro Person verzehrt.

In Abbildung 2 ist der Verbrauch von Fett und Nahrungsmitteln tierischer Herkunft dargestellt. Während für den Zeitraum bis 1939 ein chronischer Mangel an Fett bei der Landbevölkerung beobachtet wurde, hat die mehr als 2fache Zunahme des Verbrauchs von Sonnenblumenöl und anderer Nahrungsfette 1973 zur Deckung des Fettbedarfs geführt (s. auch Abbildung 3).

Eine wesentliche Verbesserung des Ernährungszustands ergibt sich aus den Veränderungen des Fleischverbrauchs, der 30—40 g täglich bis 1939 betrug und bis 1973 128 g täglich erreichte. Dieselbe Tendenz beobachtet man im Verbrauch von Milch, Milchwaren und Eiern, der für die Milch ungefähr 370 g und $^1/_2$ Ei pro Kopf täglich erreicht hat. Diese günstigen Veränderungen im Grundnahrungsmittelverbrauch bedingen die Verbesserung der Qualitätsstruktur der Ernährung.

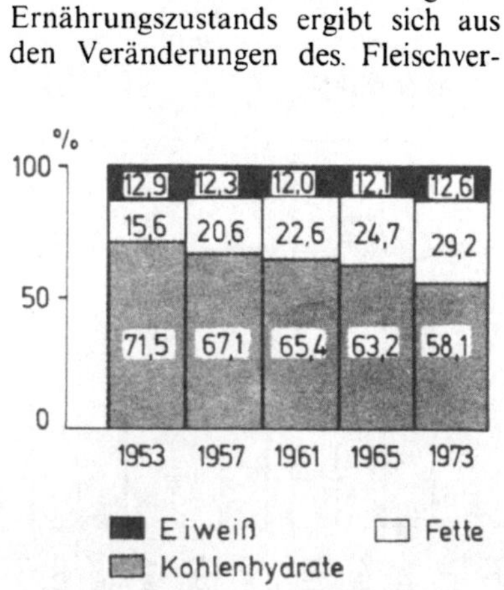

Abb. 4. Veränderungen des prozentualen Anteiles der Eiweiß-, Fett- und Kohlenhydratzufuhr am Gesamtkalorienverbrauch

Aus Abbildung 3 wird ersichtlich, daß sich die Kalorienmengen nicht wesentlich erhöhten (durchschnittlich 14,5%). Bis 1973 erreichten sie 3414 kcal/Tag und deckten den physiologischen Bedarf mit 107%. Das Brot, aus dem in der Vergangenheit 75% der Kalorien stammten, liefert jetzt 49%, und die Nahrungsmittel tierischer Herkunft erhöhten sich von 10 kcal% auf 22 kcal% (1973).

Die Eiweißzufuhr erreichte 1973 105 g pro Person täglich; das sind 103% des Ernährungsrichtsatzes. Wesentliche Veränderungen sind in der Eiweißstruktur eingetreten: Proteine tierischer Herkunft liegen heute ungefähr zweimal höher und betragen 42% der Eiweißaufnahme.

Wie wir schon angegeben haben, erhöhte sich mit großem Tempo der Fettverzehr. Aus Abbildung 3 ist ersichtlich, daß sich ihre Menge in dem Untersuchungszeitraum verdoppelte; die Bedarfsdeckung hat die Grenzen unserer Normen (102%) erreicht.

Die Kohlenhydrate zeigen nur geringe mengenmäßige Veränderungen — eine Abnahme von 520 auf 503 g pro Person/Tag; jedoch werden bedeutende Veränderungen in ihrer Struktur beobachtet. Mono- und Disaccharide haben sich auf Kosten der Polysaccharide erhöht. Die Gesamtmenge der Kohlenhydrate überschreitet unseren Normenbedarf mit 5%.

In Abbildung 4 sind die Veränderungen der Kalorienstruktur gezeigt. Es wird ersichtlich, daß 1. die Eiweiße einen verhältnismäßig beständigen Anteil (13%) der Kalorienzufuhr einnehmen, 2. die mit der Nahrung zugeführten Fette von 16% im Jahre 1953 auf 29% im Jahre 1973 ansteigen, 3. die Kohlenhydrate als Kalorienquelle von 72% auf 58% abnehmen, wodurch die Ernährung der Landbevölkerung einen ausgewogeneren Charakter erhalten hat. Diese Feststellung wird auch im Verhältnis Eiweiß : Fett : Kohlenhydrate (in Gramm) ausgedrückt, das mit der Relation 1:1:4,6 den ernährungsphysiologischen Empfehlungen entspricht.

Die Veränderungen im Vitamingehalt der verzehrten Nahrung können nicht dynamisch gezeigt werden, da entsprechende Untersuchungen in der Vergangenheit fehlen. In Abbildung 5 sind deshalb die Ergebnisse unserer Untersuchungen aus dem Jahre 1974 dargestellt, die in dieser Hinsicht den Ernährungszustand der Landbevölkerung charakterisieren. Es ist erfreulich, daß 1974 der Vitamin-A-Bedarf auch in den Winter- und Frühlingsmonaten gedeckt worden ist, ein Befund, der bei den vom Institut für Ernährung durchgeführten Untersuchungen im Zeitraum bis 1970 nicht

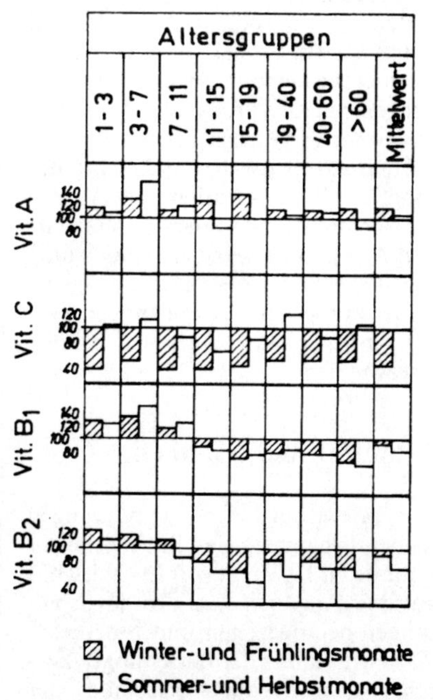

Abb. 5. Erfüllung des Vitaminbedarfs der Bevölkerung (in % zum Richtsatz)

erhoben werden konnte. Die Angaben zeigen eine gleichmäßige Zufuhr von Vitamin A während des ganzen Jahres infolge des verhältnismäßig gleichmäßigen Verbrauchs der Hauptquellen dieses Vitamins (Milch, Milchprodukte, Eier, Butter). Aus der Abbildung sind gewisse Defizite an Thiamin, Riboflavin und Niazin ersichtlich, die nicht nur auf der absoluten Senkung des Brot- und Brotwarenverbrauchs in der Ernährung der untersuchten Landbevölkerung, sondern auch auf dem gestiegenen Verbrauch des mit raffiniertem Mehl hergestellten Weißbrotes beruhen.

Leider muß festgestellt werden, daß die Vitamin-C-Bedarfsdeckung des Organismus durch die Nahrung 1973 fast die gleiche wie vor 8—10 Jahren ist. Immer noch beträgt die Zufuhr an Vitamin C im Winter und Frühling kaum etwa 50% der Bedarfsempfehlung, im Sommer und Herbst dagegen zirka 100%.

Klinische Untersuchungen und aktives Suchen nach Merkmalen von Vitamin-A- und Vitamin-C-Hypovitaminosen (Hyperkeratose der Haut, Veränderungen in den Augen, Blutung des Zahnfleisches u. a.) haben keine Anzeichen für die Hypovitaminosen ergeben. Die in der Vergangenheit in manchen Gebieten des Landes beobachteten Erscheinungen von Pellagra, Skorbut u. a. sind vollkommen verschwunden. Zur Zeit drückt sich der leichte Mangel an Vitamin A im Winter und Frühling nur in einer Senkung der Dunkeladaptation bei 8—10% der untersuchten Bevölkerung aus.

Es ist bekannt, daß es unter den Lebensbedingungen im kapitalistischen Bulgarien stark ausgeprägte Sozialunterschiede gab, wobei die Landbevölkerung zu den ökonomisch schwächsten Gruppen gehörte. Als Ergebnis der sozialistischen Umgestaltung der Wirtschaft und des Aufbaues der agrar-industriellen Komplexe traten eine Reihe positiver Veränderungen ein, die eine sozial-ökonomische Angleichung der Bauern an die anderen sozialen Gruppen, auch bezüglich des Ernährungszustandes, bewirkt haben. 1973 lag die Nahrungsbedarfsdeckung bei Arbeitern, Angestellten und Bauern über der Norm. Die noch immer beobachteten Unterschiede haben keinen statistisch signifikanten Charakter bezüglich der Kalorien-, Eiweiß- und Kohlenhydratdeckung. Nur der überhöhte Verbrauch an Fett (120%) in der Gruppe der Angestellten besitzt einen statistisch signifikanten Unterschied im Vergleich zu

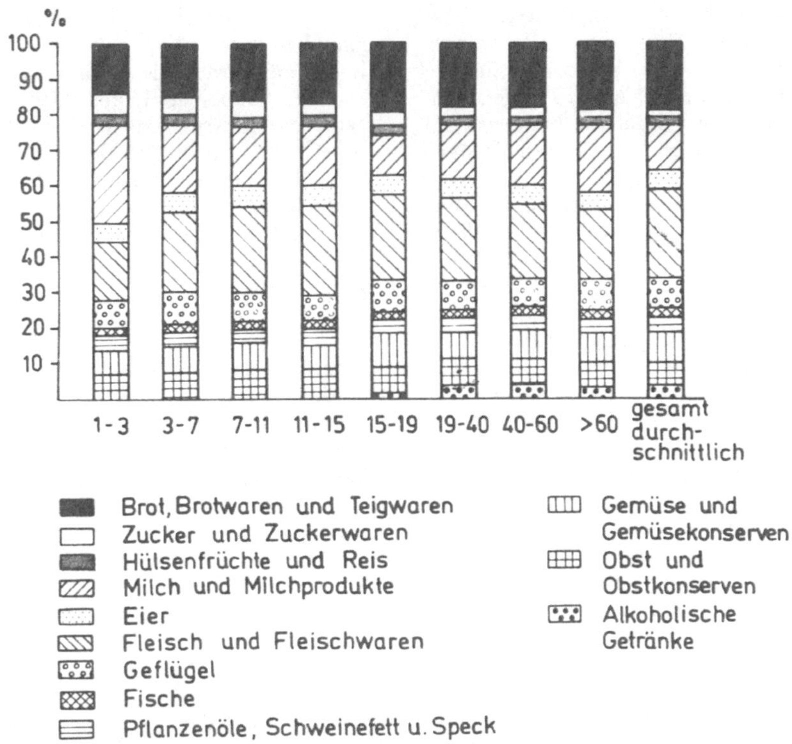

Abb. 6. Struktur der Lebensmittelausgaben nach Altersgruppen

der optimal versorgten Landbevölkerung. So ist die Schlußfolgerung berechtigt, daß bezüglich des Ernährungszustandes eine Beseitigung der Unterschiede zwischen den einzelnen Sozialgruppen eingetreten ist.

Die Analyse der vorhandenen Abhängigkeit zwischen den Einkünften der Landbevölkerung und dem für die Ernährung bestimmten Anteil zeigt die bekannte Tatsache, daß mit der Zunahme des Einkommens der prozentuale Anteil der für die Nahrung ausgegebenen Mittel kleiner wird. Diese Veränderungen sind in Bauernhaushalten, in denen es eine eigene Hauswirtschaft gibt, erheblich kleiner als in den untersuchten Stadthaushalten, in denen die Ausgaben für Nahrungsmittel größer sind. Die Einbeziehung der aus der eigenen Hauswirtschaft erhaltenen Nahrungsmittel und ihr Hinzufügen zum Geldverbrauch der Bauernwirtschaft zeigt, daß die Unterschiede in den Nahrungsmittelkosten für die Mehrheit der Bevölkerung in Stadt und Land nicht wesentlich sind. Der relative Teil, den der Wert der in der eigenen Hauswirtschaft erhaltenen Nahrungsmittel einnimmt, ist konstant, unabhängig von den Unterschieden in den Geldeinkünften; er beträgt durchschnittlich etwa 30% des Gesamtverbrauchs. Diese Tatsache zeigt, daß die Produktion der Nahrungsmittel in der persönlichen Hauswirtschaft mehr zum Verbrauch im Rahmen der eigenen Bauernwirtschaft bestimmt ist und keinen Verkaufscharakter besitzt. Gegenwärtig betragen bei der Landbevölkerung die Ausgaben für Nahrungsmittel durchschnittlich 28% aller Geldausgaben, während in der Vergangenheit mehr als 80% erreicht wurden.

In Abbildung 6 ist die Struktur der Lebensmittelausgaben nach Altersgruppen und durchschnittlich für die untersuchte Landbevölkerung angegeben. Es fällt auf, daß sich 4 Gruppen bilden, die sich sowohl in der Nahrungsmittelverbrauchsstruktur als auch in den Nahrungsmittelausgaben unterscheiden.

Die erste dieser abweichenden und spezifischen Gruppe sind Kinder im Alter bis zu 3 Jahren, bei denen der relative Anteil von Fleisch und Fleischwaren (durchschnittlich mit 8—9%), von Brot und Brotwaren (mit 3%) an den Lebensmittelkosten im Vergleich zu Erwachsenen niedriger ist. Statt dessen sind die Ausgaben für Milch und Milchprodukte um 15% größer als bei den Erwachsenen; höher sind auch die Ausgaben für Zucker und Zuckerwaren.

Die 2. Gruppe umfaßt Kinder von 3 bis 15 Jahren, bei denen die Kosten für Brot und Brotwaren (15—16%),

für Milch und Milchprodukte (17 bis 19 %), für Fleisch und Fleischwaren (22—23 %) nahe beieinander liegen.
Die 3. Gruppe umfaßt Jugendliche von 15 bis 19 Jahren, bei denen der relative Anteil der Ausgaben für Milch und Milchprodukte der niedrigste (11 %), aber für Fleisch (24 %) und Brot (18 %) der höchste ist. Bei dieser Gruppe stellen sich schon Geldausgaben für alkoholische Getränke ein, die, wenn auch geringer als bei den Erwachsenen (1,2 % gegen 4,4 %), trotzdem die Kostenstruktur verschlechtern. Da diese Jugendlichen erst geringe eigene Einkünfte haben, wird hiermit hauptsächlich der Familienhaushalt belastet.
Zur 4. Gruppe, deren Lebensmittelausgaben dem Wesen nach nahe liegen, gehören Erwachsene im Alter über 20 Jahren. Ihre Ausgaben für Brot und Brotwaren liegen durchschnittlich bei 17 %, für Zucker und Zuckerwaren bei 2,5 %, für Milch und Milchprodukte zwischen 15 und 20 %, für Fleisch und Fleischwaren zwischen 18 und 23 %. Bei den anderen Nahrungsmitteln werden keine bedeutenden Unterschiede beobachtet.
Wenn man einen Vergleich der durchschnittlichen Kosten für die Nahrung der untersuchten Landbevölkerung zwischen den alten und den gegenwärtigen Angaben vornimmt, beobachtet man manche Besonderheiten. So betragen z. B. 1974 die Kosten für Brot und Brotwaren durchschnittlich 16,9 % der Gesamtlebensmittelausgaben, während sie 1939 36,6 % betrugen, wobei 90 % des verbrauchten Brotes aus der eigenen Produktion stammten und nur 10 % gekauft wurden. Für Fleisch und Fleischwaren rechnet man durchschnittlich 30,9 % von allen Lebensmittelausgaben und für Milch und Milchwaren 16,8 %.

Schlußfolgerungen

1. In der Struktur des Nahrungsmittelverbrauchs der Landbevölkerung hat sich der relative Anteil der Nahrungsmittel tierischer Herkunft erheblich erhöht, wobei die Ernährung durch Vielfalt und Ausgewogenheit der Hauptnahrungsbestandteile charakterisiert ist. Für die weitere Verbesserung der Ernährung werden Maßnahmen — differenziert nach Alter, Beruf und anderen Kriterien — ergriffen, die zu einem größeren Konsum von Frischgemüse und Obst in den Winter- und Frühlingsmonaten sowie in der Gemeinschaftsverpflegung beitragen.
2. Ende 1973 wurde in der Ernährung eine Nivellierung der Unterschiede zwischen Bauern, Arbeitern und Angestellten im Bereich der Nahrungsbedarfsdeckung erreicht. Wesentliche Unterschiede im Ernährungszustand der Bevölkerung von Stadt und Land konnten nicht festgestellt werden.
3. Der Einfluß ökonomischer Faktoren, wie Einkommen und Nahrungsmittelausgaben, äußert sich in Städten und Dörfern auf dieselbe Weise und im gleichen Grade. Die eigene Hauswirtschaft des Bauernhaushaltes spielt bei der Nahrungsbedarfsdeckung eine bestimmte Rolle.
4. Als Ergebnis der nach dem Sieg der sozialistischen Produktionsverhältnisse eingetretenen positiven Veränderungen in der Ernährung der Landbevölkerung Bulgariens wurde 1974 der physiologische Nahrungsbedarf des Organismus sowohl qualitativ als auch quantitativ gedeckt. Trotzdem bestehen noch Unterschiede der Bedarfsdeckung in einzelnen Dörfern und Gruppen. Die Realisierung der differenzierten rationellen Ernährung der ganzen Bevölkerung ist das Bestreben der speziellen Ernährungspolitik des Staates während des 7. Fünfjahrplanes.

(Literatur kann vom Verfasser angefordert werden).

Prof. Dr. T. Taschev
Dr. M. Demireva
Zentrum für Hygiene
Medizinische Akademie
Sofia

Buchbesprechung

Wie ernähre ich mein Kind?

Dieses von E. Wieloch und S. Schirmer allgemeinverständlich geschriebene Buch erlebte 1976 seine verbesserte 3. Auflage im VEB Fachbuchverlag Leipzig. Es liegt im Halbgewebeeinband vor, umfaßt 264 Seiten und enthält 71 zum Teil farbige Bilder, über 400 Rezepte, 2 Speisenpläne und eine Nährwerttabelle der hauptsächlich vorkommenden Lebensmittel.
Das Buch, das in 2 Teile gegliedert ist, enthält u. a. folgende Kapitel:
— Entwicklungsstufen des Kindes
— Was jede Mutter über Kinderernährung wissen sollte
— Wie ernähre ich meinen Säugling
— Wie ernähre ich mein Kleinkind
— Wie ernähre ich mein Vorschulkind
— Kleine Zähne müssen Rohkost kauen
— Ich habe so großen Durst
— Warum hat mein Kind keinen Appetit
— Küchentips
— Rezepte
— Das Frühstück ist der Start in den Tag
— Mit Appetit beim Mittagessen
— Vor dem Sandmännchen Kaltschalen, Salate und bunte Schnitten
— Wir feiern Geburtstag, Kindertag, Weihnachten, Fasching, Ostern.

Die Autoren vermitteln Eltern, Ärzten, Diätassistentinnen und Mitarbeitern von Mütterberatungsstellen, Krippen und Kindergärten modernes Wissen über die Ernährung von Säuglingen und Kleinkindern.
Das Buch ist geeignet, die oft noch laienhaften Vorstellungen über eine vollwertige Ernährung zu überwinden. Es ist deshalb nicht zuletzt auch den Großeltern zu empfehlen, die bei der Betreuung ihrer Enkel nicht selten von althergebrachten Ernährungsgewohnheiten ausgehen.
Zu bedauern ist, daß die Auflage durch Vorbestellungen beim Verlag bereits vergriffen ist. Von der Möglichkeit der Ausleihe bei Büchereien und Bibliotheken sollte deshalb intensiv Gebrauch gemacht werden.

F. Baum

Professor Dr. A. A. Pokrovskij †

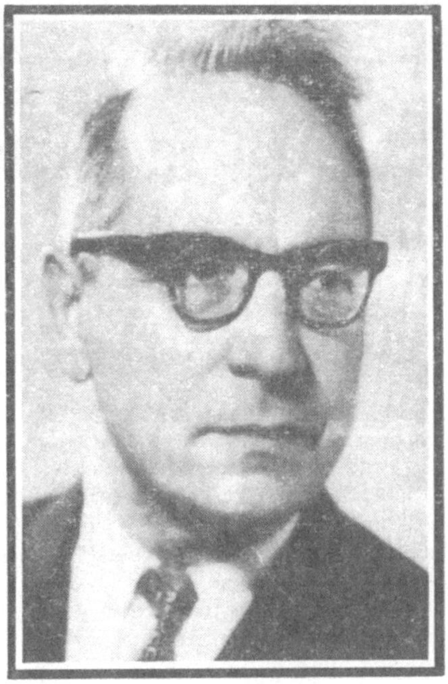

In der Nacht vom 27. zum 28. November 1976 — der Nacht nach seinem 60. Geburtstag — wurde Professor Dr. med. Aleksej Alekseevič Pokrovskij durch den Tod aus einem schaffensreichen Leben gerissen.

Seit 1961 war A. A. Pokrovskij Direktor des Instituts für Ernährung der AMW der UdSSR und Leiter des Bereiches „Enzymologie der Ernährung" in diesem Institut. Besonders in diesem Zeitraum hat er einen wesentlichen Beitrag zur Entwicklung der sowjetischen Ernährungswissenschaft und der Biochemie geleistet. Er hat die biochemische Begründung der Konzeption einer bilanzierten Ernährung des gesunden Menschen und biochemische Grundlagen der Diät entwickelt, denen ein durch ihn formuliertes Prinzip zugrundeliegt, nach dem die Enzymsysteme des Organismus den chemischen Strukturen der Nahrung entsprechen. Er hat als erster Vorstellungen über die bestimmenden Faktoren der Ernährung für Struktur und Funktion der zellulären und subzellulären Membranen entwickelt. Internationale Anerkennung fanden seine Arbeiten auf dem Gebiet der enzymatischen Organisation der Zellen, insbesondere über das Lysosom. Seine Untersuchungen über den biochemischen Mechanismus der Wirkung der Mykotoxine sind im In- und Ausland gut bekannt.

A. A. Pokrovskij zeichnete sich durch die Fähigkeit aus, die Grundlagenforschung mit konkreten Aufgaben des praktischen Gesundheitswesens zu verbinden. So hat er ganz neue Wege zur Bestimmung des Nährwertes der Lebensmittel und zu seiner Erhöhung vorgeschlagen sowie einige spezielle Produkte für Kinder, ältere Menschen, Sportler und verschiedene Kategorien von Patienten entwickelt.

A. A. Pokrovskij ist Autor von mehr als 350 experimentellen und theoretischen Arbeiten, darunter von 12 Monografien und etwa 20 Patenten. Viele hochqualifizierte Spezialisten auf dem Gebiet der Biochemie der Ernährung, der medizinischen Enzymologie und biochemischen Zytologie wurden von ihm ausgebildet. Unter seiner Anleitung wurden 12 Habilitationsschriften und 53 Dissertationen geschrieben.

A. A. Pokrovskij war ein ausgezeichneter Organisator, ihm kamen hohe Verdienste bei der Entwicklung der sowjetischen Medizin zu. Unter seiner Leitung wurde das Institut für Ernährung der AMW der UdSSR zu einem der größten Zentren der Ernährungswissenschaft der Welt. Auf seine Initiative hin wurden eine Zweigstelle des Instituts in Alma Ata und ein Lehrstuhl für Ernährung im Zentralinstitut für die Weiterbildung von Ärzten eingerichtet. A. A. Pokrovskij war Vorsitzender des Wissenschaftlichen Rates für rationelle Ernährung der Bevölkerung der UdSSR des Staatlichen Komitees des Ministerrates der UdSSR für Wissenschaft und Technik.

Die vielfältigen Verdienste Pokrovskij's brachten ihm zahlreiche Ehrungen und zugleich hohe Verpflichtungen ein. Im Jahre 1971 erhielt er den Staatspreis der UdSSR. Im Jahre 1969 wurde er ordentliches Mitglied der AMW der UdSSR, 1976 deren Vizepräsident; er war Vorsitzender des Wissenschaftlichen Rates für Sportmedizin der AMW, Mitglied des Präsidiums einiger wissenschaftlicher Gesellschaften der UdSSR sowie Ehrenmitglied wissenschaftlicher Gesellschaften der VR Bulgarien, der Ungarischen Volksrepublik und der DDR. Er war weiterhin Berater der Protein-Calorie-Advisory Group der UN und Mitglied des Rates der International Union of Nutritional Sciences.

Ständiges Bemühen Prof. Pokrovskij's galt seit vielen Jahren der Entwicklung und Vertiefung wissenschaftlicher und persönlicher Kontakte zur Ernährungswissenschaft der DDR und zu ihren Vertretern, insbesondere der Förderung der Kooperation zwischen dem Institut für Ernährung der Akademie der Medizinischen Wissenschaften der UdSSR und dem Zentralinstitut für Ernährung der Akademie der Wissenschaften der DDR. Diese fruchtbare Zusammenarbeit hat zu wertvollen Ergebnissen und zu gegenseitiger persönlicher Verbundenheit geführt.

Wesentliche Beachtung schenkte A. A. Pokrovskij der Entwicklung methodologischer Aspekte der Marxistisch-Leninistischen Philosphie auf dem Gebiet der Medizin. Er leistete eine große gesellschaftliche Arbeit, vor allem als Mitglied des Präsidiums des Moskauer Friedensrates sowie des Komitees für Lenin- und Staatspreise der UdSSR.

A. A. Pokrovskij wurden die Orden der Oktoberrevolution, des Roten Banners der Arbeit, zwei Orden des Roten Sterns und 10 Medaillen der Sowjetunion verliehen; von der Akademie der Wissenschaften der ČSSR wurde er mit der Großen Goldmedaille ausgezeichnet.

Der Verstorbene hinterläßt eine Lücke, die schwer zu schließen ist.

M. F. Nesterin
H. Haenel

H.-J. Verlohren

Der Einfluß mäßigen Biergenusses auf die Stoffwechseleinstellung von Diabetikern

Um die Kost der Diabetiker der Ernährung Stoffwechselgesunder anzupassen, werden diätetische Nahrungsmittel in einer breiten Palette angeboten. Dazu gehören auch verschiedene alkoholische Getränke. Die Auswirkungen alkoholischer Getränke auf die Stoffwechseleinstellung sind unter zwei Gesichtspunkten zu sehen, nämlich ihrem Alkoholgehalt einerseits sowie dem Kohlenhydratanteil andererseits.

Die hypoglykämisierende Wirkung des Alkohols ist ein bekanntes Phänomen. Der Alkohol beeinflußt die Funktion der Beta-Zellen des Pankreas direkt im Sinne einer potenzierenden Wirkung anderer die Insulinsekretion stimulierenden Reize [4, 8]. Außerdem kommt es zu einer Beeinträchtigung der Glukoneogenese und der Glykogenogenese. Dabei greift der Alkohol sehr komplex in die verschiedensten Enzymsysteme der Leber ein [3, 6]. Es ist aber auch eine verminderte periphere Glukoseutilisation beschrieben worden [7].

Hypoglykämische Zustände treten besonders dann auf, wenn der Alkohol nüchtern aufgenommen wird [1, 2]. So sind besonders insulinpflichtige Diabetiker bei Aufnahme größerer Alkoholmengen durch z. T. irreversible Hypoglykämie gefährdet [1, 2]. Geringe Alkoholmengen führen — wenigstens im Kurzzeitversuch — nicht zu solchen Schäden, jedoch sind geringere hypoglykämische Reaktionen auch dann nicht ausgeschlossen [9].

Bei der Konzipierung alkoholischer Getränke für diätetische Belange berücksichtigte man vorwiegend den Kohlenhydratgehalt der herkömmlichen für die Allgemeinernährung bekannten Getränke. In diesem Rahmen wurde auch ein Vollbier-Diabetiker-Pils eingeführt, das in den meisten Bezirken der Republik in Halbliterflaschen gehandelt wird und den Besonderheiten des diabetischen Stoffwechsels Rechnung tragen soll. Es handelt sich um ein im Kohlenhydratgehalt vermindertes Bier, das jedoch einen höheren Alkoholgehalt aufweist als das vergleichsweise für die Normalernährung vorgesehene Produkt.

Tabelle 1 informiert über die Zusammensetzung des Diabetiker-Pilsners im Vergleich zum normalen Pilsner.

Uns interessierte nun, in welchem Grade ein mäßiger Genuß des üblichen Bieres einen Einfluß auf den Stoffwechsel des gut eingestellten Diabetikers ausübt. Dabei sollte untersucht werden, in welcher Weise eine zusätzliche Gabe eines halben Liters normalen Pilsners zur isokalorischen Tageskost den Stoffwechsel des Diabetikers beeinflußt.

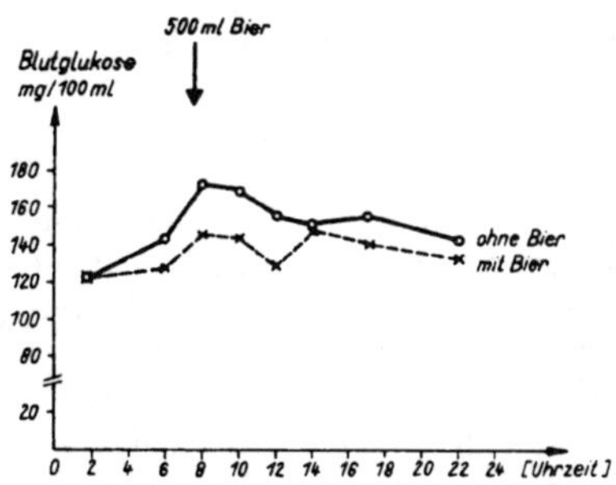

Abb. 1. Blutzuckerverhalten im Tagesverlauf bei Diabetikern ($n = 12$) in Abhängigkeit von mäßiger Biermenge zusätzlich zur täglichen Kost

Zu diesem Zweck verabreichten wir 12 Diabetikern (7 Insulinpflichtige, 1 SuH-Pflichtiger und 4 rein diätetisch zu Behandelnde) je einen halben Liter normalen Pilsner Biers zusätzlich zur täglichen herkömmlichen Kost. Der Stoffwechsel wurde am Tag vor der Alkoholbelastung mit einem Tagesprofil überprüft.

Der Blutzucker wurde zu folgenden Zeiten bestimmt: 6.00, 8.00, 10.00, 12.00, 14.00, 17.00, 22.00, 2.00 Uhr. Am nächsten Tag erhielten die Probanden nach Abnahme des nüchternen Blutzuckers um 7.30 Uhr 500 ml Pilsner zu trinken. Sie nahmen dann anschließend ihr Frühstück ein. Die Kostgestaltung sowie die gesamte Stoffwechselführung war an beiden Tagen gleich. An beiden Tagen wurde außer-

Tabelle 1
Beschaffenheitsstandard für Bier TGL 7764

	Vollbier Deutsches Pilsner	Vollbier Diabetiker-Pilsner
Stammwürzegehalt	12,5—13,0%	11,0—11,5%
Vergärungsgrad	mindestens 75%	keine Forderung
Verdauliche Kohlenhydrate	keine Forderung	max. 1%
Alkoholgehalt	keine Forderung	keine Forderung

Untersuchungsergebnisse von jeweils 20 Bieren (Mittelwerte)*

	Vollbier Deutsches Pilsner	Vollbier Diabetiker-Pilsner
Sammwürzegehalt	12,72%	11,4%
Vergärungsgrad	75,3%	100% (kein Mittelwert)
Verdauliche Kohlenhydrate	3,5% (Schätzwert)	0,95%
Alkoholgehalt	3,91%	4,78%

* Die Untersuchungen wurden von Herrn Dr. L. Fröhlich, Leiter des Fachgebietes Getränke im Amt für Standardisierung, Meßwesen und Warenprüfung, vorgenommen.

Tabelle 2
Blutzuckerverhalten vor und während Biergenuß, dargestellt an der Änderung in den summierten Blutzuckerwerten zweier Tagesprofile bei 12 Diabetikern

Lfd. Nr.	Therapie-indikation	Änderung der summierten Blutzuckerwerte im Tagesprofil nach Biergenuß im Vergleich zum Kontrolltag (in Prozent ausgedrückt)
1	rein diätetische Therapie	−35 %
2	insulinpflichtig	− 7 %
3	rein diätetische Therapie	− 3 %
4	insulinpflichtig	−10 %
5	insulinpflichtig	−20 %
6	insulinpflichtig	−28 %
7	insulinpflichtig	+ 1 %
8	SuH-pflichtig	−12 %
9	insulinpflichtig	− 1 %
10	rein diätetische Therapie	− 1 %
11	insulinpflichtig	−17 %
12	rein diätetische Therapie	− 1 %

dem der Urinzucker aus dem Sammelurin quantitativ bestimmt. Wir berechneten an beiden Tagen die Mittelwerte der Blutzucker zu den einzelnen Abnahmezeiten (Abbildung 1). Dabei war bei den Blutzuckerwerten eine deutlich abnehmende Tendenz unter dem Alkoholeinfluß — besonders bis zur Mittagszeit — zu sehen. Wir summierten außerdem die Absolutwerte des Blutzuckers an beiden Tagen getrennt für jeden Probanden. Wir bildeten die Differenz zwischen den summierten Blutzuckerwerten des Kontrolltages und des Tages, an dem das Bier getrunken worden ist. Tabelle 2 enthält die prozentual ausgedrückten Änderungen der summierten Blutzuckerwerte des zweiten Tages gegenüber dem ersten Tag.

Die Absolutwerte des Blutzuckers nahmen unter dem Einfluß des Bieres ab. Bei fünf Patienten waren am Kontrolltag Urinzuckermengen von weniger als 10 g, bei einem Patienten von 23 g nachweisbar. Am Versuchstag lagen bei allen sechs Probanden die Urinzuckermengen niedriger.

Bei der Interpretation der Befunde muß selbstverständlich die Reproduzierbarkeit von Blutzuckertagesprofilen berücksichtigt werden. In diesem Zusammenhang sind die Untersuchungen von Wüstenberg [10] interessant, der die Reproduzierbarkeit eines 50 g-Glukosetoleranztestes untersucht hat. Dabei ergab sich bei Diabetikern mit relativ stabilem Stoffwechsel und bei Stoffwechselgesunden eine gute Reproduzierbarkeit innerhalb der Gesamtkollektive. Im individuellen Falle traten durchschnittliche Schwankungen von 10 Prozent auf, im Extremfall von mehr als 40 Prozent. Wir können also Änderungen zwischen den beiden Tagesprofilen von weniger als 10 Prozent nicht unbedingt als Änderung im Sinne der zu untersuchenden Einwirkung des zusätzlich verzehrten Bieres betrachten. Bei den von uns untersuchten 12 Probanden können wir keine Verschlechterung des Stoffwechsels nach dem zur täglichen Kost zusätzlichen halben Liter Normalbier feststellen. Es ist aber eine generelle Tendenz zur Erniedrigung der Blutzuckerwerte nicht zu übersehen wie aus der Abbildung 1 und der Tabelle2 ersichtlich ist. Der Alkoholgehalt des Bieres übt damit einen wesentlich stärkeren Einfluß auf den Stoffwechsel aus als der Kohlenhydrat-Gehalt des Normalbieres.

Damit scheint der Kohlenhydrat-Gehalt des verwendeten Bieres für die Stoffwechseleinstellung von unwesentlicher Bedeutung zu sein. In diesem Zusammenhang muß die Frage aufgeworfen werden, ob es nötig ist, daß ein spezielles Bier für Diabetiker hergestellt wird, das außerdem einen höheren Alkoholgehalt hat als das übliche Normalbier.

Literaturhinweise

[1] Arky, R. A.und N. Freinkel: New Engl. J. Med. **274** (1966) 426
[2] Arky, R. A., S. E. Veverbrants und E. A. Abransom: Jama **206** (1968) 575
[3] Beyer, J. und E. F. Pfeiffer: Die spontanen Hypoglykämien, in: Handbuch des Diabetes mellitus, hrsg. v. E. F. Pfeiffer, Band II (1971) 173
[4] Friedenberg, R., R. Metz, M. Mako und B. Surmaczynska: Diabetes **18** (1969) 517
[5] Fröhlich, L.: Persönliche Mitteilung
[6] Kuhl, C. und O. Andersen: Diabetes **23** (1974) 821
[7] Lochner, A., J. Wulff und L. L. Madison: Metabolism **16** (1967) 1
[8] Metz, R., S. Berger und M. Mako: Diabetes **18** (1969) 440
[9] Walsh, C. H. und D. J. O'Sullivan: Diabetes **23** (1974) 440
[10] Wüstenberg, P.-W.: Dtsch. Gesundheitswes. **28** (1973) 2343

Dr. med. H.-J. Verlohren
Stadtkrankenhaus Leipzig
Fachkrankenhaus für
Innere Medizin
Leipzig

„Honigkuchenzeit" auch in der Puszta

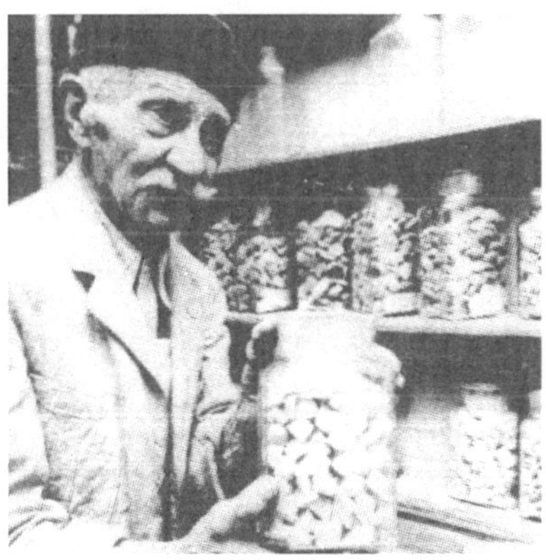

Gyula Püsky aus Köszeg gilt als der letzte der alten Meister im Herstellen von Honigkuchen in der Ungarischen VR. Als er dieses Gewerbe erlernte, war er noch nicht 14 Jahre alt. Heute noch gibt der über 90jährige seine reichen Erfahrungen an junge Bäcker weiter und stellt noch selbst viele Honigkuchensorten her, so daß es sich in seiner engeren Heimat kaum jemand entgehen läßt, bei ihm einzukaufen. Auch zahlreiche Touristen zählen zu seinen Kunden. Die „Süße Kunst" der Einzelbäckerei ist allerdings so gut wie vorbei, denn die gute ungarische Süßwarenindustrie erreicht mit ihren Produkten auch die kleinsten Dörfer. Damit diese Produkte aber stets von hoher Qualität sind, dafür sorgten nicht zuletzt die Rezepturen von Gyula Püsky.

H. Haenel, J. Proll und R. Noack

Empfehlungen zum physiologischen Eiweißbedarf

Die in der DDR derzeit noch geltenden Empfehlungen für die tägliche durchschnittliche Eiweißversorgung ihrer Bevölkerungsgruppen waren im Jahre 1970 veröffentlicht worden [1]. Sie gingen davon aus, daß bei Personen mit geringer Arbeitsschwere eine stärkere geistige Tätigkeit vorauszusetzen sei, die eine besonders reichliche Eiweißversorgung erfordere, und daß deshalb dieser Personengruppe ein Anteil an der Gesamtkalorienversorgung von 13 kcal% zugrunde zu legen sei. Diese Konzentration wurde auch für Kinder sowie für Personen im Alter über 55 Jahre gefordert, während bei Erwachsenen mit stärkerer physischer Arbeitsbelastung 12 kcal% als angemessen angesehen wurden. Für Schwangere und Stillende galten spezielle Empfehlungen. Die angegebenen Richtwerte wurden als Voraussetzung aufgefaßt, um gesunden Menschen eine hochwertige Ernährung zu sichern. Die Werte waren für „Normalpersonen" gedacht; sie enthielten Sicherheitsspannen, um individuelle Bedarfsschwankungen zu berücksichtigen.

Inzwischen sind von einer Expertengruppe der FAO/WHO neue Vorschläge zum Protein- und Energiebedarf veröffentlicht worden [2]. Die darin begründeten Werte zum Eiweißbedarf liegen deutlich unter früheren Empfehlungen und damit unter denen der DDR und der meisten anderen Staaten (Tabelle 1). Diese oft erheblichen Unterschiede weisen die bisherigen unterschiedlichen Interpretationen und Auffassungen der Experten in verschiedenen Ländern aus. Generell zeichnet sich jedoch in den letzten Jahren auf Grund gewachsener wissenschaftlicher Erkenntnisse über die Grundlagen des Eiweißbedarfs ein Trend zur Reduzierung der Richtsätze ab.

Tabelle 1
Vergleich des empfohlenen Eiweißverzehrs (g/Tag) für körperlich leichtarbeitende Männer und Frauen in verschiedenen Ländern
(soweit nicht anders angegeben, sind die Werte auf den „Standardmann" von 70 kg und die „Standardfrau" von 60 kg Körpergewicht umgerechnet)

	♂		Bemerkungen
WHO/FAO 1973	57,4	45	0,82 g Protein/kg Körpergewicht für ♂ und 0,75 g für ♀. Angenommener biologischer Eiweißwert der Gesamtkost ist 70, bezogen auf Ei- bzw. Milchprotein = 100
DDR 1970			
18–35 Jahre	85	75	Empfohlener Eiweißgehalt der Kost: 13 kcal %
35–55 Jahre	75	70	
55–60 Jahre	70	65	
über 75 Jahre	70	70	
Sowjetunion 1968			
18–40 Jahre	96	82	Empfohlener Eiweißgehalt der Kost: 14 kcal %
40–60 Jahre	89	75	
60–70 Jahre	80	71	
über 70 Jahre	75	68	
Ungarische VR 1972	98	72	♂ 1,4 g Protein/kg Körpergewicht 13,3 kcal %); ♀ 1,2 g Protein/kg Körpergewicht (12,5 kcal %) (vorgesehen ist Reduzierung auf 1 g/kg Körpergewicht)
VR Bulgarien 1974			Auf folgende Körpergewichte bezogen:
18–25 Jahre	110	95	♂ 66 ♀ 60
26–39 Jahre	100	90	70 60
40–59 Jahre	95	85	75 65
über 60 Jahre	90	80	60 50
VR Polen 1974	70	60	1 g Protein/kg Körpergewicht
ČSSR 1971	90	75	
SR Rumänien 1974	85	75	14 kcal % empfohlener Eiweißgehalt der Kost und 1,2 g Protein/kg Körpergewicht für Männer und 1,3 g für Frauen
USA 1973	56	48	0,8 g/kg Körpergewicht
BRD 1975	63	54	0,9 g/kg Körpergewicht
Kanada*	49	42	0,7 g/kg Körpergewicht
Finnland*	60	50	Körpergewicht der Bezugs-„Standardpersonen" nicht bekannt
Japan*	70	60	
Niederlande*	65	55	
England*	68	55	

* Daten des Committee on International Dietary Allowances 1972 der IUNS (unveröffentl.)

Zur Berechnung des Proteinbedarfs

Die FAO/WHO-Expertenkommission empfiehlt ihre Werte für die Eiweißversorgung als „safe level of protein intake": die mit Sicherheit ausreichende Menge der Eiweißaufnahme auf der Grundlage von Milch-Ei-Protein. Der frühere Bezug auf ein hypothetisches, zu 100% retinierbares Protein wurde aufgegeben. Zur Bestimmung des minimalen Proteinbedarfs stehen prinzipiell 2 Methoden zur Verfügung, die faktorielle und die Bilanzmethode.

Die faktorielle Methode

Nach dieser Methode werden der Proteinbedarf unter den Bedingungen einer eiweißfreien Ernährung ermittelt und die einzelnen „Faktoren" des

Proteinverlustes bestimmt. Nach Umstellung auf eine eiweißfreie Kost fällt die Stickstoffausscheidung im Harn und erreicht nach 6—10 Tagen einen konstanten Wert. Er beträgt bei Erwachsenen und Säuglingen zirka 37 mg N/kg Körpergewicht. Diese Werte liegen erheblich niedriger, als es früheren Schätzungen entsprach. Bei Kindern im Alter von 2—11 Jahren wurden ähnliche, jedoch stärker streuende Werte erhalten. Für ältere Kinder und für alte Menschen fehlen derartige Untersuchungsergebnisse.

Der obligatorische fäkale Stickstoffverlust bei eiweißfreier Ernährung wurde generell mit 12 mg N/kg ermittelt.

Hautverluste an Stickstoff (durch abgestoßene Zellen, Haare, Nägel, Schweiß) werden bei gemäßigtem Klima mit 3 mg N/kg bei eiweißfreier Kost, bei normaler Ernährung mit 5 mg angegeben. Bei starkem Schweißverlust kann dieser Wert deutlich ansteigen.

Geringe Stickstoffverluste sind schließlich mit der Menstruation, der Sperma-Ejakulation, mit Speichel-, Nasensekret- und kleineren Blutverlusten und dem in der Atemluft (mit täglich 50 mg N angegeben) enthaltenen Ammoniak verbunden. Sie betragen etwa 2 mg/kg Körpergewicht bei Männern und 3 mg/kg bei Frauen. Diese obligatorische Stickstoffausscheidung summiert sich je kg Körpergewicht zu 54 mg Stickstoff/Tag. Das entspricht 340 mg Eiweiß oder 24 g Eiweiß für den 70 kg schweren Mann. Dieser Durchschnittswert erhöht sich um 30 % auf 31 g, abgeleitet von dem mit 15 % angegebenen Variationskoeffizienten, um die Streuungsbreite in einer Population zu erfassen.

Der Eiweißbedarf beim Wachstum ergibt sich aus der Bildung von neuem Gewebe, das im Gewichtszuwachs zum Ausdruck kommt, ferner aus einem Anstieg in der relativen Stickstoffkonzentration im Körpergewebe, der auch als Reifung bezeichnet wird, sowie aus dem obligatorischen Stickstoffverlust.

Der Eiweißbedarf bei einer Schwangerschaft, bei der die Schwangere 12,5 kg an Gewicht zunimmt und einem Säugling von 3,7 kg das Leben schenkt, beträgt im 1. Viertel der Schwangerschaft 0,5 g Eiweiß, im 2. Viertel 2,5, im 3. Viertel 4,6 und im 4. Viertel 5,4 g Eiweiß täglich.

Bei voller Laktation beträgt die durchschnittliche tägliche Milchmenge etwa 850 ml. Bei einem Eiweißgehalt von 1,2 % entspricht das einer täglichen Eiweißsekretion von 10 g Eiweiß.

Die Bilanzmethode

Diese Methode bestimmt den Eiweißbedarf auf der Grundlage der niedrigsten Eiweißaufnahme, mit der bei Erwachsenen Stickstoffgleichgewicht und bei Kindern zufriedenstellendes Wachstum bzw. angemessene Stickstoffretention erreicht werden. Dieses physiologische Stickstoffminimum oder Bilanzminimum bezeichnet jene unterste Grenze der Eiweißzufuhr, unterhalb der ein Stickstoffgleichgewicht nicht mehr erzielt werden kann. Dieses Bilanzminimum entspricht dem Minimalbedarf an Eiweiß; es ist für verschiedene Eiweiße unterschiedlich, und zwar in Abhängigkeit von seiner Biologischen Wertigkeit. Es wurde festgestellt, daß Erwachsene durchschnittlich 77 mg Stickstoff/kg Körpergewicht brauchen, wenn das Eiweiß von Milch, Ei, Kasein, Sojamehl oder aus tierisches Eiweiß enthaltender Mischkost stammt.

Bei Säuglingen sind entsprechende Versuche mit Muttermilch und Kuhmilchnahrungen durchgeführt worden. Der Minimalwert dürfte bei mindestens 240 mg Stickstoff/kg Körpergewicht liegen. Die tägliche Stickstoffretention, das ist die Menge, die für das Wachstum benötigt wird, beträgt bei Säuglingen im Alter von 4—17 Monaten durchschnittlich 91 mg N, bei Kleinkindern 70 mg N und bei Kindern bis zum 7. Lebensjahr 40 mg N/kg Körpergewicht.

Vergleiche zwischen der faktoriellen und der Bilanzmethode ergeben für die letztere Werte, die durchschnittlich um 30 % höher liegen. Dieser Unterschied wird damit erklärt, daß bei der faktoriellen Methode, d. h. bei eiweißfreier Ernährung, die Eiweißverwertung durch Sparmechanismen des Organismus günstiger liegt als bei Bilanzuntersuchungen, bei denen angemessene Mengen Eiweiß verabfolgt werden. Daraus ergibt sich die Notwendigkeit, die Ergebnisse der Bilanzstudien der Bewertung des Eiweißbedarfs zugrunde zu legen; jedoch können Ergebnisse der faktoriellen Analyse, mit dem Faktor 1,3 multipliziert, ebenfalls als Bezugsgrundlage angesehen werden.

Auf der Grundlage dieser Berechnungen ist von der FAO/WHO-Expertenkommission der „safe level of protein intake", also die mit Sicherheit ausreichende Menge der Eiweißaufnahme, mit

0,57 g/kg Körpergewicht für Männer und

0,52 g/kg Körpergewicht für Frauen

und zwar auf das Eiweiß von Milch und Ei bezogen, festgesetzt worden.

Begründung der eigenen Vorschläge

Ausgehend von diesen überarbeiteten Empfehlungen der FAO/WHO-Expertenkommission leiten wir unsere Vorschläge für den physiologischen

Tabelle 2
Eiweißbedarf von Kindern und Jugendlichen (Mädchen und Jungen)

Alter	Eiweißbedarf g/kg Körpergewicht		g/Kopf		Eiweißenergie-%	
Jahre	Mädchen	Jungen	Mädchen	Jungen	Mädchen	Jungen
1	1,65		19,3		6,7	
2	1,58		21,6		6,6	
3	1,52		23,2		6,6	
4	1,46		24,5		6,5	
5	1,40		25,4		6,4	
6	1,35		28,4		6,6	6,5
7	1,30		30,4		6,7	6,5
8	1,25		32,0		6,8	6,5
9	1,21		34,2		6,8	6,5
10	1,16	1,18	36,4	37,0	7,0	6,6
11	1,09	1,16	38,5	40,6	7,2	6,7
12	1,05	1,12	43,5	43,0	7,5	6,7
13	0,98	1,08	45,5	47,0	7,6	6,9
14	0,92	1,03	47,0	51,0	7,5	7,2
15	0,90	0,96	48,0	53,2	7,7	7,3
16	0,87	0,92	48,5	56,0	7,9	7,4
17	0,87	0,91	50,0	57,8	8,0	7,5
18	0,87	0,91	50,0	60,0	8,2	7,7

Tabelle 3
Eiweißbedarf von Erwachsenen (Frauen und Männer) in Abhängigkeit von Arbeitsschwere und Alter

Personen-gruppe	Alter Jahre	Eiweißbedarf g/kg Körper-gewicht	g/Kopf	Eiweiß-energie-%
leichte Arbeit				
Männer	18—35	0,82	56	8,5
	35—45	0,82	56	8,8
	45—60	0,78	53	9,1
	60—75	0,74	50	9,5
	75—	0,72	49	10,5
Frauen	18—35	0,82	47	8,7
	35—45	0,82	47	8,8
	45—60	0,79	45	8,9
	60—75	0,76	43	9,6
	75—	0,76	43	10,5
mittelschwere Arbeit				
Männer	18—35	0,91	62	8,5
	35—45	0,91	62	8,8
	45—60	0,87	59	9,0
	60—75	0,82	56	9,6
	75—	0,79	54	10,5
Frauen	18—35	0,88	50	8,5
	35—45	0,88	50	9,1
	45—60	0,84	48	9,1
	60—75	0,80	46	9,8
	75—	0,80	46	10,5
schwere Arbeit				
Männer	18—35	1,00	68	7,8
	35—45	1,00	68	8,2
	45—60	0,95	65	8,2
	60—75	0,90	61	8,7
Frauen	18—35	0,95	54	7,9
	35—45	0,95	54	8,2
	45—60	0,91	52	8,9
sehr schwere Arbeit				
Männer	18—35	1,10	75	7,3
	35—45	1,10	75	7,7
	45—60	1,05	72	7,8
Frauen	18—35	1,05	60	7,5
	35—45	1,05	60	7,7
	45—60	1,00	57	7,8

Eiweißbedarf der Kinder und Erwachsenen der DDR ab. Hierbei wird der besondere Proteinbedarf während des Wachstums des Kindes und Jugendlichen, bei unterschiedlicher physischer Arbeit und besonderen physiologischen Bedingungen (Schwangerschaft, Stillzeit) sowie während des Alterns berücksichtigt.

Zur Ermittlung der eigenen Bedarfswerte wurde davon ausgegangen, daß die Biologische Wertigkeit des Gesamteiweißes der in der DDR verzehrten Mischkost gegenüber dem Milch-Ei-Referenzprotein der FAO/WHO durchschnittlich mindestens 70% beträgt; das ergibt einen Umrechnungsfaktor von den FAO-Werten auf das Mischeiweiß von 1,43. Wegen der gegenseitigen Ergänzungswirkung vieler Nahrungseiweiße in bezug auf ihre Biologische Wertigkeit ist dieser Wert wahrscheinlich reichlich bemessen und birgt damit einen zusätzlichen Sicherheitsfaktor für die Bedarfsdeckung. Die so ermittelten Werte stellen also Eiweißbedarfswerte dar, die für praktisch die gesamte Bevölkerung der DDR bei üblicher Mischkost den Eiweißbedarf quantitativ und qualitativ decken.

In den Tabellen 2 und 3 ist der Eiweißbedarf von Kindern und Jugendlichen sowie von Erwachsenen (Männern und Frauen) in Abhängigkeit von Arbeitsschwere und Alter zusammengestellt. Die Eiweißbedarfswerte werden in 3 Parametern angegeben:

1. In g Protein/kg Körpergewicht. Hierbei ist wichtig, daß bei der Berechnung des individuellen Bedarfs nicht vom effektiven Körpergewicht ausgegangen wird, sondern — entsprechend den Tabellen von Möhr und Johnson zum Optimalgewicht und Normgewichtsbereich [3] — das Optimalgewicht als Bezugsbasis genommen wird. Die individuelle Variabilität ergibt sich aus den Bezugsgrößen für das Optimalgewicht: Körpergröße und Konstitution (leptomorph, athletisch usw.). Beim Kindes- und Jugendalter werden unterschiedliche Konstitutionstypen dagegen nicht berücksichtigt.
2. In g Protein/Kopf. Hier wurde auf ein Referenzgewicht bezogen, das sich bei Kindern und Jugendlichen aus dem Optimalgewicht bei dem jeweiligen Alter in Abhängigkeit von der durchschnittlichen Körpergröße, bei Erwachsenen aus dem Optimalgewicht mittlerer Konstitution in Abhängigkeit von der Körpergröße herleitet. Diese Werte stellen ein Durchschnittsmaß dar, für abweichende Konstitutionen können sie mit entsprechenden Zu- oder Abschlägen korrigiert werden.

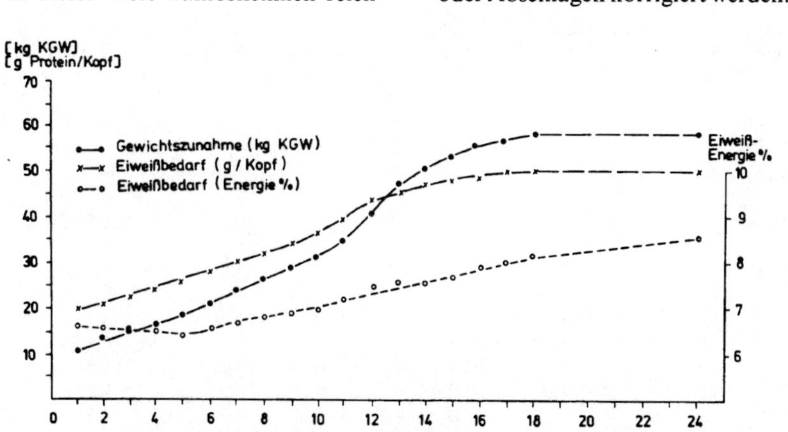

Abb. 1. Eiweißbedarf (g/Kopf und Energie-%) und Gewichtsentwicklung während des Wachstums (Mädchen)

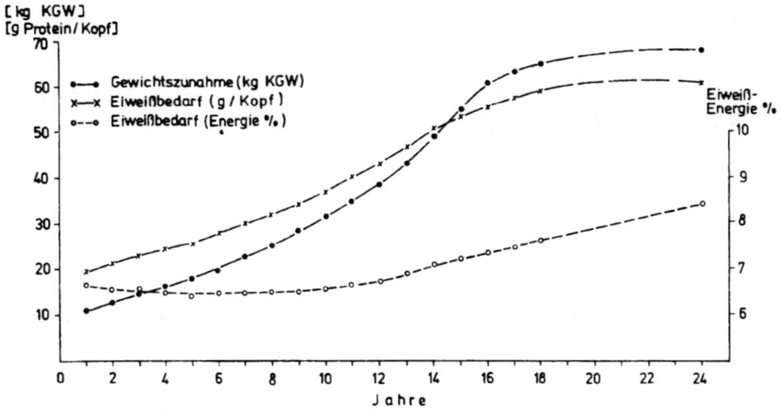

Abb. 2. Eiweißbedarf (g/Kopf und Energie-%) und Gewichtsentwicklung während des Wachstums (Jungen)

3. In Eiweißenergie-%. Hierbei wurde der Proteinbedarf in Eiweißenergien umgerechnet und auf den entsprechenden Energiebedarf bezogen. Der diesen Berechnungen zugrundeliegende Energiebedarf wurde ebenfalls neu berechnet, teilweise korrigiert und wird demnächst in dieser Zeitschrift veröffentlicht werden. Bei der Bestimmung dieser Werte ist wiederum nicht vom effektiven, sondern vom Optimalgewicht auszugehen.

Die Eiweißbedarfswerte wurden bei den Jugendlichen bis zu 18 Jahren den Erwachsenen mit mittelschwerer körperlicher Arbeit angeglichen, womit der meist erhöhten physischen Aktivität der 16- bis 18jährigen entsprochen werden soll.

Die Abnahme des Eiweißbedarfs während des Alterns beruht auf dem geringer werdenden Eiweiß-, analog dem Energieumsatz. Da im Alter einige essentielle Aminosäuren etwas schlechter resorbiert werden, sinkt der Eiweißbedarf langsamer als der Energiebedarf, die Eiweißenergieprozente, d. h. die Eiweißkonzentration der Kost, steigen an.

Die Erhöhung des Eiweißbedarfs mit steigender Arbeitsschwere ergibt sich aus Aufbau und Erhaltung der durchschnittlich größeren aktiven Masse der schwer gegenüber den leicht Arbeitenden. Der Proteinbedarf steigt nicht im gleichen Maße wie der Energiebedarf; der Eiweißenergieprozentsatz wird daher geringer.

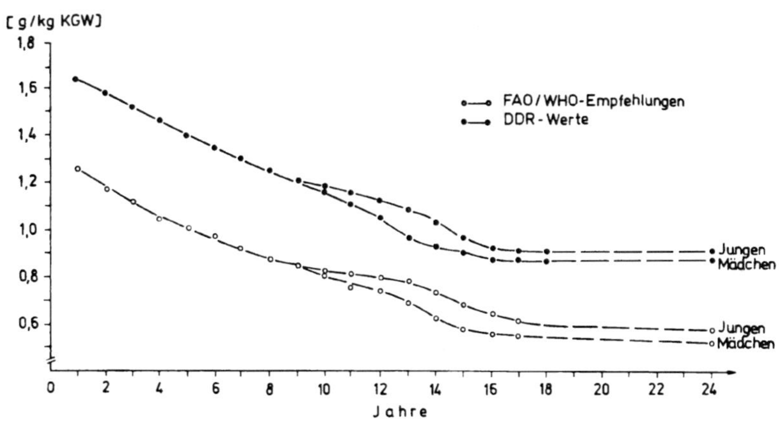

Abb. 3. Eiweißbedarf (g/kg Körpergewicht) während des Wachstums. Angabe des „safe level of protein intake" und der berechneten DDR-Werte

Die etwas geringeren Bedarfswerte für Frauen bei schwerer körperlicher Arbeit leiten sich ab aus der relativ geringeren aktiven Masse und dem dadurch geringeren Kalorienbedarf/kg Körpergewicht.

Während der Schwangerschaft in der zweiten Hälfte erhöht sich der Proteinbedarf der Frauen um 15 g/Tag. Während der Laktation (Vollstillung, zirka 800 ml Milch/Tag) werden 25 g Protein/Tag zur Bildung des Milchproteins benötigt. Proteinverluste während der Proteinbiosynthese sind hierbei berücksichtigt.

In den Abbildungen 1 und 2 wird die Beziehung zwischen Körpergewicht und Eiweißbedarf in g Protein/Kopf und Eiweißenergie-% bei Kindern und Jugendlichen zur besseren Übersichtlichkeit graphisch dargestellt.

Da der Pro-Kopf-Proteinbedarf während des Wachstums langsamer als das Körpergewicht steigt, sinkt der Proteinbedarf/kg Körpergewicht kontinuierlich. Andererseits steigt bei Jugendlichen der Proteinbedarf schneller als der Energiebedarf, wodurch die Eiweißenergie-% langsam zunehmen, ein Effekt, der sich bis ins hohe Alter fortsetzt.

Insgesamt ergibt sich zusammenfassend:

- ein allmählicher Rückgang des Eiweißbedarfs/kg Körpergewicht vom Kleinkind bis ins hohe Alter
- ein Anstieg des absoluten Eiweißbedarfs während des Wachstums und Abfall während des Alterns
- ein allmählicher Anstieg der Eiweißenergieprozente vom Kleinkind bis ins hohe Alter.

Physiologischer Bedarf (Soll) und Ernährungs-Ist

Die hier dargestellten ernährungsphysiologischen Empfehlungen zum Proteinbedarf der gesunden Bevölkerung der DDR begründen eine Eiweißversorgung, die ausreichende Voraussetzung für normales Wachstum der Kinder und Jugendlichen und volle Leistungsfähigkeit der Gesamtbevölkerung gewährleistet. Nur ein deutlich geringerer Proteinverzehr über längere Zeit könnte zu Bedenken Anlaß geben, dafür gibt es in der DDR aber keine Hinweise. Auch ein wesentlich höherer Proteinverzehr, wie er in der DDR typisch ist und als Folge des steigenden Lebensstandards weiter anzusteigen scheint, bietet keine gesundheitlichen Bedenken, ist allerdings als Luxuskonsum zu deklarieren. Allerdings ist einzuschränken, daß der zunehmende Verzehr tierischen Proteins (Fleisch und Molkereiprodukte) mit Sorge beobachtet wird, da damit (unbeabsichtigt) der Verzehr an verdeckten tierischen Fetten steigt. Damit aber wird der kalorischen Überernährung und ihren Folgeerscheinungen Vorschub geleistet, abgesehen von den ungünstigen gesundheitlichen Wirkungen von in tierischen Fetten meist reichlich enthaltenen gesättigten Fettsäuren und Cholesterin, wenn sie im Übermaß verzehrt werden.

Um den Ernährungsgewohnheiten in der DDR Rechnung zu tragen, werden auf der Grundlage der hier dargestellten physiologisch begründeten Richtsätze praktische Bedarfsempfehlungen erarbeitet; sie werden später in dieser Zeitschrift veröffentlicht werden.

Literaturhinweise

[1] Pose, G., M. Möhr und H.-A. Ketz: Ernährungsforschung **15** (1970) 1

[2] Energy and protein requirements, WHO Techn. Rep. Ser., 1973, Nr. 522

[3] Möhr, M. und D. Johnsen: Z. ärztl. Fortbildung **66** (1972) 1052

Prof. Dr. H. Haenel
Dr. J. Proll
Prof. Dr. R. Noack
Zentralinstitut für Ernährung der AdW der DDR
Potsdam-Rehbrücke

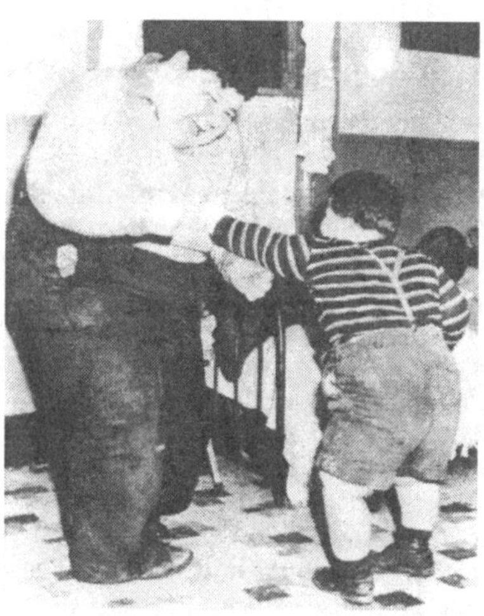

„Alles gleicht sich im Leben aus", hat Goethe in seinen berühmten „Gesprächen" einmal zu seinem Sekretär und Freund Johann Peter Eckermann gesagt. Wie genau doch der der Herr Geheimrat aus Weimar den Nagel auf den Kopf traf:
Je mehr Körpergewicht einer mit sich herumschleppt, desto kürzere Zeit muß er es tragen.

K. Günzler

Ein wertvoller Erfahrungsaustausch

Am 31. März 1976 führten das Zentrale Warenkontor, der Großhandel „Waren täglicher Bedarf" und der Warenzeichenverband „Diätetische Erzeugnisse" gemeinsam mit den Bezirksfachlagern für Diät einen Erfahrungsaustausch durch. Anliegen und Ziel bestanden darin, den erreichten Stand in der Versorgung der Bevölkerung mit Erzeugnissen für die gesunde und diätetische Ernährung einzuschätzen und gleichzeitig Maßnahmen für die Erhöhung der Leistungsfähigkeit unserer Bezirksfachlager festzulegen.

Versorgungsstand 1975

Es konnte festgestellt werden, daß sich die Mehrzahl der Bezirksfachlager für Diät in den letzten drei Jahren weiter gefestigt haben und hinsichtlich der Versorgungsleistung auf eine gute Bilanz verweisen können. Sichtbarer Ausdruck dafür waren die bereitgestellten Warenfonds, die sich von 1972 zu 1975 auf 122,1 % entwickelten und somit Steigerungsraten aufweisen, die fast das Dreifache der Steigerungsraten des normalen Nahrungs- und Genußmittelsortiments ausmachen. Entscheidend war, daß es sich hierbei ausschließlich um Erzeugnisse für die gesunde und diätetische Ernährung handelt, die für die Erhaltung, Förderung und Wiederherstellung der Gesundheit und für die Erhöhung der Leistungsfähigkeit zunehmend an Bedeutung gewinnen.

Aber nicht nur in der Versorgungsleistung wurden Fortschritte erzielt. Die Bezirksfachlager für Diät haben in Abstimmung und enger Zusammenarbeit mit dem Warenzeichenverband „Diätetische Erzeugnisse" ihren Beitrag zur Gesundheitserziehung und Ernährungsaufklärung geleistet. Die Wochen der gesunden Ernährung, die in den letzten Jahren in fast allen Bezirken regelmäßig durchgeführt wurden, waren mit eine Grundlage dafür, daß ein weiteres Ansteigen des Mehrverbrauchs an Kalorien verhindert werden konnte.

Es muß positiv herausgestellt werden, daß sich unsere Bezirksfachlager für Diät zu einem echten Organisator der Kooperationsbeziehungen zwischen Produktion, Groß- und Einzelhandel entwickelt haben. Sichtbarer Ausdruck dafür ist, daß sie heute zirka 2500 Verkaufseinrichtungen des Einzelhandels mit diätetischen Lebensmitteln beliefern. Erwähnt werden muß, daß in Durchsetzung der Sortimentskonzeption „Diabetiker-Lebensmittel" ebenfalls für diesen spezifischen Verbraucherkreis ein wesentlicher Fortschritt erreicht werden konnte.

Der Erfahrungsaustausch hat aber auch gezeigt, daß neben den erreichten guten Ergebnissen große Niveauunterschiede bestehen und die Anforderungen an unsere Bezirksfachlager in den nächsten Jahren weiter steigen werden.

Zu große Niveauunterschiede

Ein erster Mangel besteht darin, daß das Angebot besonders in den Verkaufseinrichtungen auf dem Lande nicht den Möglichkeiten der Warenbereitstellung entspricht und ungerechtfertigte Unterschiede gegenüber der Versorgung in den Städten aufweist. Das ist auf mehrere Ursachen zurückzuführen. Die in den ländlichen Gebieten zu versorgende Anzahl der diätbedürftigen Bürger ist dem Groß- und Einzelhandel unzureichend bekannt, so daß bei der Festlegung des Einzelhandelsnetzes und des Sortimentes für die einzelnen Verkaufseinrichtungen das Diabetikersortiment oftmals außer acht gelassen wird. Darüber hinaus wurden seitens des Großhandels ungenügende Voraussetzungen geschaffen, um den Einzelhandel — entsprechend seiner Versorgungsaufgabe — auch in relativ geringen Losgrößen zu beliefern. Das setzt jedoch auch eine konsequente Haltung des Einzelhandels gegenüber dem Großhandel in diesen Fragen voraus.

Und nicht zuletzt bestehen Mängel im kooperativen Zusammenwirken zwischen den Bezirksfachlagern für Diät und den Betriebsteilen des Großhandels WtB, die das Normalsortiment Nahrungs- und Genußmittel handeln und besonders in der Belieferung der ländlichen Verkaufseinrichtungen Funktionen eines Erfüllungsgehilfen für die Bezirksfachlager wahrnehmen müssen.

Ein weiteres Problem besteht darin, daß die Niveauunterschiede zwischen den einzelnen Bezirken im Prokopfverbrauch zu hoch und nicht gerechtfertigt sind.

Einige Beispiele sollen diese Feststellung durch die Gegenüberstellung des Prokopfverbrauches bei speziellen Diabetikererzeugnissen für einige Bezirke untermauern:

- 1975 erreichte der Bezirk Rostock in der Versorgung der Diabetiker mit Kakaoerzeugnissen einen Warenumsatz pro Diabetiker von 870 g. Demgegenüber erreichte der Bezirk Karl-Marx-Stadt nur einen Anteil von 470 g.
- Im Sortiment Marmeladen und Konfitüren schwankt das Versorgungsniveau zwischen Rostock und Karl-Marx-Stadt um über 100% und in dem Süßungsmittel „Sorbit" liegt die Schwankungsbreite zwischen Schwerin und Halle bei 100%.

Für diese Niveauunterschiede in der Versorgung der Diabetiker zwischen den einzelnen Territorien gibt es keine objektiven Gründe.

Untersuchen wir die Schwankungsbreiten innerhalb eines Territoriums, so kommen wir zu dem Ergebnis, daß die Niveauunterschiede zwischen dem Versorgungsgrad in Städten und auf dem Lande noch größer sind. Das widerspricht aber prinzipiell dem uns übertragenen Auftrag, mit Grundnahrungsmitteln stabil und kontinuierlich überall zu versorgen.

Neben bestimmten Mängeln in der Ernährungsaufklärung und Gesundheitserziehung wird die Hauptursache in der Unterschätzung dieser Sortimente besonders durch eine nicht ausreichende Wahrnehmung der Verantwortung durch die Leiter gesehen. Es darf nicht zugelassen werden, daß die Versorgung der Bevölkerung mit Erzeugnissen der gesunden Ernährung in bestimmten Territorien davon abhängig ist.

Nicht zuletzt werden die Möglichkeiten zur Verbesserung der Arbeit unserer Bezirksfachlager für Diät darin gesehen, den Einrichtungen der gesellschaftlichen Speisenwirtschaft in der Belieferung und Betreuung eine größere Aufmerksamkeit zu schenken. Diese Feststellung wird insbesondere dadurch unterstrichen, daß sich in Realisierung der Beschlüsse des IX. Parteitages der SED bei absoluter Zunahme der individuellen Konsumtion natürlich auch die gesellschaftliche Konsumtion weiterhin schneller entwickeln wird.

Schwerpunkte in der Zukunft

In der Versorgung der Bevölkerung mit Erzeugnissen für eine gesunde und diätetische Ernährung muß in der nächsten Etappe unserer gesellschaftlichen Entwicklung die Arbeit auf folgende Schwerpunkte orientiert werden:

— Zur Verwirklichung einer gesundheitsfördernden Ernährung ist es notwendig, die kooperative Zusammenarbeit aller in der Großhandelssphäre wirkenden Partner besser zu organisieren und das Ergebnis über das Einkaufs- und Informationszentrum des Großhandels sichtbar in der Umsetzung der territorialen Sortimentskonzeptionen zu demonstrieren.

— Die territorialen Sortimentskonzeptionen, die in Zusammenarbeit mit allen Kooperationspartnern zu erarbeiten sind, müssen von der Verantwortung des Großhandels für die Ernährungserziehung der Bevölkerung bei gleichzeitiger Entwicklung sozialistischer Lebens- und Verbrauchsgewohnheiten getragen sein und das Ernährungs- und Versorgungsziel klar erkennen lassen.

— Zur Vervollkommnung der territorialen staatlichen Leitung und Planung der Versorgung mit Lebensmitteln sind, ausgehend von den Bilanzen für die gesamte Verbrauchs- und Aufkommensentwicklung, in den Versorgungsplänen konkrete Aufgaben über die Warenbereitstellung gesundheitsfördernder und diätetischer Lebensmittel festzulegen.

— Alle Einkaufs- und Informationszentren des Großhandels müssen in Durchsetzung einer gesundheitsorientierten Verkaufspolitik zunehmend Dienstleistungsfunktionen für die Bezirksdiätläger (für diätetische Erzeugnisse) und für alle übrigen Lieferanten des Einzelhandels, wie z. B. Wirtschaftsvereinigung OGS, Fisch-, Backwaren-, Milch- und Getränkeindustrie hinsichtlich der zu empfehlenden Warenkomplexe der gesunden Ernährung übernehmen. Im Rahmen von Informationsveranstaltungen zu Fragen der gesunden Ernährung, die vierteljährlich durchgeführt werden sollten, sind dem Einzelhandel und den Einrichtungen der Gemeinschaftsverpflegung neue und weiterentwickelte Erzeugnisse mit Gebrauchswerterläuterung und Verkostung vorzustellen. Es sind Anregungen über die Warenpräsentation im Einzelhandel zu geben, werbetechnische Hilfsmittel zur Verfügung zu stellen, Verbrauchertests zu organisieren sowie Schulungsveranstaltungen unter Einbeziehung von Ärzten, Ernährungswissenschaftlern und der DFD-Beratungszentren durchzuführen.

— Über die Gemeinschaftsverpflegung gibt es einen großen Einflußbereich, um ernährungserzierisch zu wirken.

— Gemeinsam mit den Kooperationspartnern ist die Grundlinie für die Gestaltung der Vertriebslinie auszuarbeiten und die Abgrenzung im Handelsprogramm zwischen den Bezirksfachlägern für Diät und den anderen Betriebsteilen des Großhandels WtB zu bestimmen.

— Für die Verbesserung in der Warenbereitstellung der Verkaufseinrichtungen auf dem Lande sind zwischen den Bezirksfachlägern und den Betriebsteilen solche Formen der Kooperation zu entwickeln, die diesen Bedingungen Rechnung tragen.

— Die Einkaufs- und Informationszentren des Großhandels sind stärker als in der Vergangenheit zur Verkaufs- und Informationstätigkeit für die Erzeugnisse der gesunden Ernährung zu nutzen.

— Mit der Lebensmittelindustrie und der Land- und Nahrungsgüterwirtschaft ist schrittweise für ausgewählte Sortimente eine Verringerung der Abpackgrößen zur Belieferung der Landverkaufsstellen durchzusetzen.

Dipl.-Oec. K. Günzler
Zentrales Warenkontor
Großhandel „Waren täglicher Bedarf"
Berlin

Was sagt die WHO zum Rauchen?

Da der Risikofaktor „Zigarettenrauchinhalation" gemeinsam mit überhöhten Blutfettwerten, der Zuckerkrankheit, der Gicht, der Fettsucht und dem Bluthochdruck (Krankheiten, die mehr oder weniger mit der Fehlernährung in Beziehung stehen) für die Ausbildung des Herzinfarktes eine wesentliche Rolle spielt, also in einem Atemzug mit Ernährungsfaktoren zu bewerten ist, da ferner Tabakwaren nach dem Lebensmittelgesetz den Lebensmitteln gleichgestellt werden, ist es nicht verwunderlich, wenn die Ernährungswissenschaft dem Rauchen in Hinsicht auf die Volksgesundheit auch ihre Aufmerksamkeit widmet. Das ist auch deshalb aktuell, weil sich die WHO kürzlich zum Rauchen und zu seinen Wirkungen auf die Gesundheit geäußert hat (Bericht Nr. 568/1975 des WHO-Expertenkomitees). Was in diesem Bericht gesagt wird, sind nicht mehr Vermutungen oder Befürchtungen, sondern Aussagen mit wissenschaftlicher Beweisführung, daß die Sucht des Rauchens eine der gefährlichsten Feinde der Volksgesundheit ist. Insgesamt wird festgestellt, daß der ökonomische Wert der Tabakprodukte einschließlich des damit verbundenen Steueraufkommens in keinem Verhältnis zu den Kosten steht, die aufgewendet werden müssen für die medizinische Betreuung der vielen Menschen, die vom Rauchen krank geworden sind, zu den Produktivitätsverlusten durch von übermäßigem Rauchen verursachten vorzeitigen Tod, zu dem Arbeitsausfall durch Krankheiten, die durch das Rauchen verursacht werden, ganz abgesehen von den Bränden, die durch sorgloses Umgehen mit brennenden Zigaretten usw. in Wohnungen, in Wäldern, in der Landwirtschaft usw. entstehen.

Was sind die Schäden durch übermäßiges Rauchen (insbesondere das Zigarettenrauchen, aber auch von Zigarre oder Pfeife, wenn durch die Lunge geraucht wird)?

Sie sind auslösende Ursache für Lungenkrebs, chronische Bronchitis, Lungenemphysem, Arteriosklerose, Herzinfarkt und Verschluß von Arterien in den Beinen. Das Rauchen spielt weiterhin eine Rolle in der Auslösung von Krebs der Zunge, des Kehlkopfes, der Speiseröhre, der Bauchspeicheldrüse und der Blase; weitere Folgen können Fehlgeburten, Totgeburten, aber auch Magen-Darm-Geschwüre sein. Die schädlichen Bestandteile der Zigarette sind vorwiegend teerartige Substanzen, Nikotin und Kohlenmonoxid. Jährlich werden Millionen von Menschen gesundheitlich schwer beeinträchtigt; das reicht von akuten Atemstörungen bei rauchenden Schülern bis zu lebenslanger, allmählich zum Tode führender Erkrankung an Asthma im höheren Alter oder zum plötzlichen Herztod, der besonders Männer im mittleren Alter bedroht.

Es gibt ermutigende Beispiele für das Abgewöhnen des Rauchens: So stieg der Anteil nichtrauchender englischer Ärzte unter dem Eindruck der wachsenden Erkenntnis über die schwerwiegenden gesundheitlichen Schäden des Rauchens von 40 auf 50 %, und der Anteil der Zigarettenraucher sank von 38 auf 23 % ab.

Andererseits ist nicht zu verkennen, daß besonders bei jüngeren Menschen die Einsicht, vielleicht auch die Kenntnis, fehlt, daß sie sich mit dem Rauchen einen entscheidenden Schlag gegen ihre Gesundheit versetzen. Wenn aber Schüler erst einmal mit dem Rauchen angefangen haben, sie süchtig geworden sind, ist die Abgewöhnung oft schwierig.

Die WHO-Experten verweisen auf gesetzlich abgesicherte Programme, die sich gegen das Rauchen wenden und bei denen u. a. die UdSSR, Polen und Bulgarien, aber (in Europa) auch Schweden und Norwegen rühmlich erwähnt werden.

Folgendes ist ermittelt worden:

- Zigarettenraucher haben eine um 30—80 % höhere Mortalität als Nichtraucher (Anzahl von Sterbefällen einer bestimmten Altersgruppe)
- diese Übersterblichkeit ist um so größer, je mehr geraucht wird
- diese Übersterblichkeit ist um so größer, je früher jemand zu rauchen beginnt
- die Übersterblichkeit sinkt, wenn das Rauchen aufgegeben wird
- bei Pfeifen- und Zigarrenrauchern ist das Risiko dann erhöht, wenn sie sehr viel rauchen bzw. wenn sie den Rauch durch die Lunge ziehen.

Der Raucher ist vor allem selbst gefährdet; wenn aber Nichtraucher ständig und in engen Räumen (Autos, kleinere Zimmer, Büros) „mitrauchen" müssen, besteht auch bei ihnen ein gewisses Risiko. Das gilt insbesondere für Säuglinge und Kinder rauchender Eltern. Solche Kinder leiden häufiger an Erkrankungen im Brustraum (Bronchitis, Pneumonie) als Kinder von Nichtrauchern.

Wer das Rauchen nicht lassen kann, der sollte wenigstens weniger Zigaretten rauchen, weniger durch die Lunge atmen, die Kippe möglichst lang wegwerfen, weniger Züge aus der einzelnen Zigarette tun und die Zigarette zwischen den einzelnen Zügen aus dem Mund nehmen.

— hh —

Mitteilung der Redaktion

In Heft 1/1977 werden veröffentlicht:

„Durchschnittswerte des physiologischen Energie- und Nährstoffbedarfs für die Bevölkerung der Deutschen Demokratischen Republik."

In Heft 2/1977 werden veröffentlicht:

„Empfehlungen für die tägliche Energie- und Nährstoffaufnahme in der Ernährungspraxis der Bevölkerung der Deutschen Demokratischen Republik (mit Hinweisen für die Gemeinschaftsverpflegung)."

Sowohl die Durchschnittswerte als auch die Empfehlungen wurden gemeinsam vom Zentralinstitut für Ernährung der AdW der DDR und von der Gesellschaft für Ernährung in der DDR aufgestellt.

Bestellen Sie rechtzeitig die benötigten Exemplare der Ernährungsforschung über den Postzeitungsbetrieb (Index-Nr. 31 638).

TAGUNGSBERICHT

Diabetologie — eine multidisziplinäre Aufgabe

Bericht über den XI. Kongreß der Europäischen Gesellschaft für Diabetologie

Die Stoffwechselforschung erweitert das Grundlagenwissen über Alternsprobleme, hormonelle Interrelationen und speziell die Arteriosklerose. Der experimentelle Anteil der diabetologischen Forschung ist mindestens so groß wie der klinische Bereich und umfaßt auch viele Grenzgebiete. Sein Ziel ist es, früheste Stoffwechselstörungen zu erfassen und aufzuklären und gemeinsam mit der Klinik nach Wegen für eine therapeutische Einflußnahme zu suchen. Auch hierbei wurden in den letzten Jahren die engeren Fachgrenzen überschritten; die Diabetes-Klinik ist heute multidisziplinär gegliedert. Der klinisch manifeste Diabetes zeigt sich immer mehr als Endstadium, seine unterschiedlichen Organmanifestationen werden als irreversible Folgezustände charakterisiert. Durch die jährlichen Tagungen der Europäischen Diabetes-Gesellschaft wird dem Kliniker ein Einblick in die Vielzahl der Fachprobleme ermöglicht; die jeweiligen Experten für spezielle Themen finden Gelegenheit zum Erfahrungsaustausch. Darüber hinaus wirken sich die Erfolge der interinstitutionellen Zusammenarbeit der Studiengruppen der Gesellschaft aus, da sie parallel dazu langfristig abgestimmte Programme durchführen und bereits zu klinisch relevanten Ergebnissen gekommen sind (Europäische Studiengruppe für Diabetesepidemiologie, Studiengruppe für Diabetes und Gravidität).

Großes Interesse fanden verschiedene Varianten eines „künstlichen Inselorgans". Das Gerät reagiert schneller als der Organismus mit exakt an die Glykämie adaptierter Insulingabe. Es bewährte sich bereits bei der Koma- und Praekoma-Therapie, die dadurch automatisierbar sei. Ein Glykämie-Analysator gibt Ergebnisse an einen Mikrocomputer, durch den die adaptierte Insulininfusion gesteuert wird. Bei entbindenden Diabetikerinnen sowie bei pankreatektomierten und hypophysektomierten Patienten wurde das Gerät erfolgreich eingesetzt. Auch die wissenschaftlich exakte Prüfung von Medikamentenwirkungen, wie orale Antidiabetika, Insulinpräparate, verschiedene Depotwirkungen und von diagnostischen Tests wird dadurch wesentlich erleichtert.

Die genetische Grundlage des Diabetes wurde von 6 verschiedenen Arbeitsgruppen für verschiedene Diabetesformen diskutiert. Den HL-A Faktoren wird dabei eine besondere Bedeutung für die Entstehung und den Verlauf des Diabetes zuerkannt.

Genetische Beziehungen zwischen Insulinantikörpern mit gewebsspezifischen Antigenen lassen sich nachweisen. Hinzu kommen Befunde über eine Virusauslösung besonders des kindlich jugendlichen Diabetes.

Ausführlichen Raum nahmen die Insulinsekretion, die Insulinwirkungscharakterisierung und ihre Bedeutung für die diagnostische Erfassung frühester krankhafter Abweichungen ein. Besondere Bedeutung wird in diesem Zusammenhang dem C-Peptid zugemessen. Durch eine neue radioimmunologische Bestimmung lassen sich Restfunktionen des betazellulären Systems bei manifester Zuckerkrankheit charakterisieren. Ablesen läßt sich dabei auch die verbliebene Insulinsekretionskapazität im Hinblick auf die Indikation einer oralen Diabetesbehandlung bei bereits insulinierten Patienten.

Zahlreiche Berichte betrafen das Somatostatin (Wachstumshormonhemmfaktor). Es zeigen sich Ansätze für eine günstige Beeinflussung des hohen Komplikationsrisikos, insbesondere der kardiovaskulären Komplikationen der Diabetiker. Beschrieben wurde auch ein Somatostatin-Test für die Unterscheidung verschiedener Insulomformen.

Die Nierentransplantationen bei Diabetikern wurden inzwischen erfolgreich weitergeführt. Die Überpflanzung von Lebendorganen war wesentlich erfolgreicher als die Transplantation von Organen Verstorbener. Die Hämodialyse gilt jetzt auch bei Diabetikern als mögliche Routinemaßnahme. Das Arterioskleroserisiko ist bereits bei Diabetesgrenzfällen mit zeitweilig erhöhtem Blutzucker deutlich verstärkt und sollte von der Angiopathia diabetica als klinisch spezifischer Komplikation abgegrenzt werden.

Die Bedeutung der Reinigungsverfahren der Insulinpräparate, ihre Restantigenität und die Nebenwirkungsproblematik fand ausführliche Erörterung. Insulinantikörper bilden sich unter Mono-Komponent-Insulintherapie geringer aus als nach Gaben auch von mehrfach rekristallisiertem Schweineinsulin. Der vermutete Antikörpereinfluß auf die Komplikationsentstehung ist weiterhin umstritten.

Die seit langem empfohlene Muskelarbeit bei Diabetikern wirkt sich dann äußerst ungünstig aus, wenn keine exakte Diabetesbehandlung vorausgeht. Die negativen Effekte ähneln den Befunden im Hungerzustand. So treten z. B. bei Insulinmangel exzessive Hyperglykämie und Ketonkörperbildung auf. Eine optimal synergistische Wirkung der Muskelarbeit ist nur bei normalisiertem Stoffwechsel anzunehmen.

Die veränderte Prognose des Diabetes während der letzten 8 Jahrzehnte wird so gekennzeichnet: Nach den therapeutischen Erfolgen bei der akuten Stoffwechselkomplikation und vor allem dem Koma, rücken immer stärker trotz längerer Überlebensdauer die chronischen Komplikationen und Folgekrankheiten in den Vordergrund. Aus Einzelfällen ohne Komplikationen wird geschlossen, daß diese nicht obligatorisch auftreten müssen. Durch exakte Stoffwechselkompensation erscheint das Komplikationsrisiko vermindert. Die spezifische Angiopathia diabetica (Augen, Nieren) ist jedoch noch immer trotz vieler therapeutischer Bemühungen schwer zu beherrschen. In der Retinopathie-Therapie ist die Laserbehandlung erfolgreicher als die Hypophysenausschaltung.

Durch spezielle Diabetiker-Behandlungszentren für Diagnostik und Therapie, Prophylaxe und Metaphylaxe, sowie für die Ausbildung der Ärzte und der Patienten sind die wichtigsten Erfolge erreicht worden. Dieses System muß daher international durchgesetzt werden.

Neurologische Komplikationen wer-

LEBENSMITTEL - LEXIKON

Diese Begriffe sind dem Manuskript zum Lebensmittel-Lexikon entnommen, das voraussichtlich 1977 im VEB Fachbuchverlag Leipzig erscheinen wird.

Blockmilch

Unter Zusatz von Zucker bis zum schnittfähigen Zustand eingedickte Milch, die mind. 12% Fett, mind. 28% fettfreie Milchtrockenmasse und höchstens 16% Wasser enthält und mit einem Überzug von Kakaobutter versehen sein kann, der nicht mehr als 1% der Gesamtmasse betragen darf. Die B. dient als Halbfertigerzeugnis für die schokolade- und zuckerverarbeitende Industrie und kann geraspelt und ähnlich wie Milchpulver verarbeitet werden.

Büffelmilch

Milch von weiblichen Büffeln, die sich gegenüber Kuhmilch durch einen höheren Proteingehalt und einen bedeutend höheren Fettgehalt auszeichnet. B. ist in Teilen Afrikas und Asiens von großer ernährungswirtschaftlicher Bedeutung. B. und ihre Produkte sind weiß, da sie kein Karotin enthalten. Sie sind jedoch reich an Vitamin A. In Südasien werden nur etwa 30 bis 40% der B. als Frischmilch verbraucht, der Rest wird zu Ghee verarbeitet.

Elchmilch

Milch von weiblichen Elchen, die gegenüber Kuhmilch die doppelte Menge an Fett und eine mehrfache Menge an Eiweiß enthält. Sie läßt sich verbuttern, ohne zentrifugiert zu werden. Neuerdings werden Elche in der UdSSR in Herden gehalten.

Frischmilch

Lebensmittelrechtlich nicht eindeutig definierter Begriff für Milch. Unter F. wird einerseits die vom Erzeuger angelieferte Milch, die keiner Wärmebehandlung unterzogen ist (Rohmilch) verstanden, zum anderen molkereimäßig behandelte (z. B. pasteurisierte) Trinkmilch.

Ghee

Durch Ausschmelzen von Milchfett (insb. Büffelmilch) gewonnenes Produkt, das bei Zimmertemperatur monatelang haltbar ist. G. zeichnet sich durch ein ganz bestimmtes Aroma aus; nach europäischen Begriffen ist der Geschmack ranzig. G. wird entweder roh, zum Kochen oder zum Braten verwendet.

Girbe

Ein bei verschiedenen Nomadenvölkern Afrikas, z. B. Fellachen früher verwendeter Fellschlauch zur Herstellung von Butter. Die mit Milch gefüllte G. wird an einem Baum aufgehängt und durch häufiges Bewegen die Trennung in Butter und fettfreie Milch vollzogen.

H-Milch

Ultra-hocherhitzte Milch; durch Ultrahocherhitzung (2 bis 8 s bei 135 bis $150\,^{\circ}C$) behandelte und zunehmende Verbreitung findende Trinkmilch, die sich bei aseptischer Abfüllung in der Originalpackung auch ohne Kühllagerung 4 Wochen oder länger frisch hält. Bei dem Erhitzungsprozeß bleiben die Vitamine weitgehend erhalten, gelegentlich tritt ein leichter Kochgeschmack auf.

Imitationsmilch

Eine wäßrige Dispersion von löslichem Eiweiß (pflanzliches Eiweiß, Milch- oder Eiereiweiß), Kohlenhydraten (Laktose, Dextrin, Glukose, Maltose), Fetten (Kokosfett, Soja-, Baumwollsaat- oder Maisöl, Milchfett), Vitaminen, Stabilisatoren und Emulgatoren. Man unterscheidet zwei Typen von I.:

a) Filled Milk, eine der natürlichen Milch entsprechende Kombination von Magermilch oder fettfreier Milchtrockenmasse mit Pflanzenfett.
b) Eigentliche Imitationsmilch, eine der natürlichen Milch entsprechende Kombination von Nicht-Milch-Bestandteilen, z. B. Pflanzenfett und Sojaprotein als Hauptkomponenten.

Joghurt

Mit Kulturen bestimmter Mikroorganismen (Lactobacillus bulgaricus, Streptococcus thermophilus) aus im Fettgehalt eingestellter Milch oder entrahmter Frischmilch, ggf. nach Eindampfen oder Zusatz von Milchpulver und/oder Zusatz von Stabilisatoren hergestelltes Sauermilcherzeugnis, das auch gerührt, homogenisiert und/oder durch nachträgliche schonende Pasteurisation haltbar gemacht werden darf. Joghurtzubereitung ist ein aus J. unter Zusatz von Obst, Obsterzeugnissen oder geschmacksbestimmenden Fruchtaromen hergestelltes Erzeugnis. Handelsübliche Sorten sind J. und Joghurtzubereitungen aus eingestellter Milch (2,5%, 1,0% Fett) und ferner aus entrahmter Frischmilch, jeweils auch gerührt (TGL 6840, 1972).

(Fortsetzung von Seite 189):

den bei Diabetikern meist übersehen, da sie sich in sehr unterschiedlicher Form manifestieren. Durch verbesserte Untersuchungstechniken lassen sich bei 45% der Patienten latente Neuropathien nachweisen.

Der Computereinsatz für die Dokumentation beim Diabetes wurde von mehreren Arbeitsgruppen herausgestellt. So wurde über Befunde an 4.400 Patienten berichtet, die von 1947 bis 1973 behandelt wurden. Die im Beobachtungszeitraum veränderten diagnostischen Techniken erschweren die Bewertung. Komplikationen, Diabetesdauer und Stoffwechseleinstellung zeigten zueinander Beziehungen. Keine Relation fand sich zur Erblichkeit und zum Schweregrad des Diabetes.

Eine Studie an 3 Universitäten der BRD betraf 1302 Diabetiker und erfaßte 11000 Jahre Diabetes. Das sehr umfangreiche Datenmaterial war visuell durch die Kongreßteilnehmer abfragbar. Der Computerterminal war mit dem Computerzentrum der Universität München verbunden.

V. Schliack

Der diätetische Wert von J., wie z. B. die leichte Verdaulichkeit und der verdauungsregulierende Einfluß wird nicht auf die Mikroorganismen an sich, sondern auf deren Stoffwechselprodukte (z. B. Milchsäure, Galaktose, Aminosäuren, Vitamine) in Verbindung mit den übrigen Milchbestandteilen (Milcheiweiß, Milchzucker, Mineralstoffe) zurückgeführt.

Kakaotrunk

Aus Trinkvollmilch oder entrahmter Frischmilch unter Zusatz von gezuckertem Kakaopulver hergestelltes und vor dem Abfüllen nach einem zugelassenen Verfahren pasteurisiertes Erzeugnis.
In der DDR handelsübliche Sorten sind Kakaotrunk, 2,5% Fett (K. aus Trinkvollmilch) und Kakaotrunk (K. aus entrahmter Frischmilch. TGL 6839 (1968).

Kaffeesahne

Homogenisierte Sahne mit mindestens 10% Fett, die frisch oder ultrahocherhitzt und aseptisch abgepackt oder in der Verpackung sterilisiert in den Handel kommt. In der DDR handelsübliche Sorten sind Frische K., Sterilisierte K. und Ultra-hocherhitze K. (TGL 7519, 1972).
K. wird hauptsächlich zum Weißen von Kaffee und ferner im Haushalt zur Bereitung von Speisen und Fruchtgetränken verwendet.

Kamelmilch

Milch von weiblichen Kamelen, die ernährungswirtschaftliche Bedeutung in weiten Teilen Afrikas und Asiens hat. K. ist visköser als Kuhmilch, sie riecht angenehm und hat einen süßen, aber herben Geschmack. Charakteristisch für K. ist ihr reicher Vitamin-C-Gehalt. So ist in einigen Ländern die K. die bedeutendste Vitamin-C-Quelle in der menschlichen Ernährung. K. wird frisch oder als fermentierte Milch konsumiert oder zu Butter und Käse verarbeitet.

Kefir

Mit spezifischen Gärungserregern (Streptococcus lactis, Streptococcus cremoris, Leuconostocarten, Lactobacillus casei, Lactobacillus caucasicus und Hefen) aus pasteurisierter, im Fettgehalt eingestellter oder entrahmter Frischmilch mit oder ohne Eindampfen oder durch Zusatz von Milchpulver hergestelltes Sauermilcherzeugnis von sämiger Konsistenz, das einer Alkohol- und Milchsäuregärung unterzogen wurde. Der K., urspr. im Kaukasus hergestellt, ist bes. in der UdSSR und in südosteuropäischen Ländern verbreitet. In der DDR handelsübliche Sorten sind Kefir aus eingestellter Milch (2,5% Fett) und E-Milch-Kefir aus entrahmter Frischmilch (TGL 6840, 1972). 100 g Kefir enthalten 3,1 bis 7,1 g Eiweiß, 2,5 g Fett (bzw. ohne Fett), 2,7 bis 3,9 g Milchzucker, 0,6 bis 0,9 g Milchsäure und 0,2 bis 0,8% Alkohol sowie lösliche Peptide.

Kondensmilch

Nach Eindampfen von Vollmilch oder entrahmter Frischmilch auf die Hälfte bis auf ein Drittel des Volumens erhaltenes homogenisiertes, ultra-hocherhitztes und aseptisch abgepacktes oder in der Verpackung sterilisiertes Dauermilcherzeugnis mit oder ohne Zuckerzusatz. Das Eindampfen der pasteurisierten, homogenisierten und vorgewärmten Milch erfolgt kontinuierlich in Milcheindickungs- und Verdampferanlagen bei 46 bis 51 °C unter vermindertem Druck. Die eingedickte Milch wird anschließend gekühlt, in Flaschen oder Dosen abgefüllt, und die maschinell verschlossenen Flaschen (Dosen) werden 20 min bei 114 bis 120 °C autoklaviert.
In der DDR handelsübliche Sorten sind Kondensvollmilch, sterilisiert (7,5% Fett), Kondensvollmilch, ultrahocherhitzt (7,5% Fett) — TGL 7519 (1972) — und Kondensmilch, gezuckert.
K. wird zum Weißen von Kaffee und Tee verwendet, sie dient ferner als Beigabe zu Soßen u. a. Zwecken.

Kumys

Urspr. im Kaukasus und in Turkestan mit Hilfe von Bacterium bulgaricum und einer Torulopsis-Hefe ausschl. aus Stutenmilch (heute auch aus Kuh- oder Ziegenmilch) durch Milchsäuregärung und alkoholische Gärung hergestelltes Sauermilcherzeugnis (bis 1% Alkohol). Der K. dient vor allem in der UdSSR als diätetisches Lebensmittel.

Magermilch

Noch im Sprachgebrauch befindliche Bezeichnung für entrahmte Frischmilch.

Milchmischgetränk

Mittels verschiedener Zusätze (z. B. Kakao, Honig, Früchte, Obstsäfte, Fruchtsirupe, Marmeladen, Aromen oder Gewürze) aromatisiertes Getränk aus Vollmilch, entrahmter Frischmilch oder Molke. Handelsübliche Sorten sind z. B. Kakaotrunk, Vanilletrunk, Kokostrunk, Malztrunk, Fruchtmilch, Kaseinmilch und Molkengetränke. Fruchtmilch wird auch auf Sauermilch- oder Joghurtbasis hergestellt. Bekannt sind außerdem kohlensäurehaltige Milchmischgetränke.

Quark

Allg. Bezeichnung für aus pasteurisierter Vollmilch oder entrahmter Frischmilch durch Zusatz von Lab und/oder Säureweckerkulturen ausgefällten Käsestoff. Der Herstellungsweise entsprechend unterscheidet man Labquark (aus Milch und Labenzym) und Sauermilchquark (aus Milch und Säuerungskulturen, ohne Lab). Beide Quarksorten sind Halbfabrikate und dienen als Rohstoffe für die Herstellung von Koch- und Sauermilchkäse.
Der Verbraucher versteht unter Q. vor allem nichtreifende Käse (z. B. Speisequark, Frischkäse), bei denen das Kasein unter Zusatz von Lab und Säureweckerkulturen vornehmlich durch Milchsäurebildung ausgefällt wird.

Schmelzsalze

Salze mehrbasischer organischer oder anorganischer Säuren, die als Zusatzstoffe bei der Herstellung von Schmelzkäse beim Schmelzprozeß zugegeben werden, um das Absondern von Molke und Fett aus dem Käse zu verhindern. In der Milchwirtschaft gebräuchliche S. sind Mono- und Polyphosphate, Zitronen-, Milch- und Weinsäure, sowie deren Natrium-, Kalium- und Kalziumsalze.

Die Fotos in diesem Heft stammen von ADN-Zentralbild.
Zeichnungen: Karin Becke

Auf der letzten Umschlagseite setzen wir den Abdruck der Rezepturen für kalorienreduzierte Werkessen fort.

Der gerollte Mops

Wenige Stunden vor Beendigung des alten Jahres traf unser Redaktionsmitglied an der Warnemünder Außenmole den bekannten Ernährungsexperten für Fischfragen, Prof. Dr. M. A. Krele, und fragte ihn nach den neuesten wissenschaftlichen Erkenntnissen über den treuesten Silvesterbegleiter, den Rollmops. Prof. Dr. M. A. Krele betonte:

„Die Naturgeschichte der Rollmöpse enthüllt das traurige Bild eines nur kurzfristigen Daseins. Es ist allerdings einer breiten volkswirtschaftlichen Initiative gelungen, diese Frist durch die Anwendung ernährungswissenschaftlich-technischer Maßnahmen weitestgehend zu nutzen."

„Wie ist dieser Vorgang wissenschaftlich zu erklären, Herr Professor?"

„Nun, aufgespießt — also mit Fremdkörpern im Bauch — liegen die Möpse sauer in der Soße, saugen sich, da sie bei einer derartigen Behandlung selbstverständlich sauer reagieren, voll Essiglake und verbleichen kopflos."

„Herr Professor, können Sie auch etwas über die Herkünfte der Rollmöpse sagen?"

„Da sich leider Brehm in seinem ‚Tierleben' nicht mit dieser wertvollen Gattung beschäftigt hat, blieb es neueren Forschungen in Rehbrücke vorbehalten, einige Geheimnisse zu lüften. Der Werdegang dauert länger, als selbst ein Journalist annimmt. Die Rollmöpse in unserer Republik stammen meist aus der Ostsee und von Heringen ab, wenn sie nicht von Makrelen sind. Zunächst werden sie gesalzen, damit sie fest werden. Dann werden den Fischen mit scharfen Messern die Bauchlappen abgetrennt. Ein zu tiefes Schneiden ist nicht gut für die Möpse, es hat böse Folgen. Denn gewickelt entbehren sie dann des Schutzes der überhängenden Lappen und geben den Blick frei bis in das tiefste Innenleben.

Hier muß man die Persönlichkeit achten. Wer hat das Recht, ohne zwingende Gründe das Innenleben eines fremden Wesens brutal zu öffnen, noch dann, wenn es wissenschaftlichen Erkenntnissen restlos widerspricht!?!?"

„Gibt es weitere wissenschaftliche Probleme, Herr Professor?"

„O ja. Die Frage der Sparsamkeit hat natürlich auch die Ernährungswissenschaftler zu einem Teil gepackt. Sparsamkeit ist aber dort fehl, wo sie uns schadet! Dort, wo den Heringen die Köpfe und Schwänze abgetrennt werden, sollte nicht gespart werden. Das ist eine ernste Forderung, die durch Computer und Datenverarbeitung belegt ist!"

„Haben Sie das persönlich erforscht?"

„Jawohl! Ich habe Möpse gesehen, von denen der Kopf im Dreiecks-Schnittverfahren getrennt war, damit auch die letzte Faser Fischfleisch dem menschlichen Genuß zugeführt werden sollte. Das mag die betriebliche Bilanz aufbessern, aber es dient nicht der Veredlung der Möpse!"

„Gibt es noch internationale Mops-Probleme?"

„Ja, auf einem der letzten mehrtägigen Symposien haben wir einen ernsten Meinungsstreit entfacht, wie man Möpse rollt: vom Kopf zum Schwanz oder umgekehrt . . ."

„Ist das ein Problem?"

„Verzeihen Sie, wenn ich kurz bemerke: So kann eben nur ein Nicht-Naturwissenschaftler fragen. Selbstverständlich ist es ein Problem, das sogar den Handel interessiert. Es geht um die optische Wirkung beim Käufer! Rollt man vom Schwanz zum Kopf, wird der Mops größer, sieht breiter aus! Rollt man vom Kopf zum Schwanz, so geht der Mops pyramidenförmig nach oben und schädigt dadurch unnötig die Holzindustrie, da die genormten Rollmopsstäbchen nicht so lang sind!"

„Wie begegnet man diesen Schwierigkeiten?"

„Das kann ich erst nach der nächsten Rollmopskonferenz sagen, auf der sich alle Beteiligten einigen werden. Schließlich sind die Kooperationsbeziehungen zwischen Streichholzindustrie und Fischverarbeitungsbetrieben schon so vorangetrieben, daß man jetzt bei den Holzstäbchen die Spitze auf der richtigen Seite anbringt."

[-rb-]

ERKLÄRUNG

1. **Außer dieser Erklärung ist auf dieser Seite nicht unbedingt alles ernst zu nehmen. Die Seite wurde von einem unverantwortlichen Redakteur in vorsilvesterlicher Stimmung geschaffen.**
2. **Die Redaktion wünscht allen Lesern ein gesundes und erfolgreiches Jahr 1977.**
3. **Ein Gleiches wünscht die Redaktion allen Autoren. Mögen sie im kommenden Jahr noch viel mehr als im vergangenen für die „Ernährungsforschung" Zeit haben, um Beiträge zu schreiben.**
4. **Neben den besten Wünschen geht auch ein großes „Dankeschön" an alle Kolleginnen und Kollegen unserer Druckerei in Bad Langensalza, denn ohne sie und ihre prachtvolle Mitarbeit wäre diese Zeitschrift 1976 nicht das geworden, was sie nach der Umstellung wurde. Wir wollen alles tun, damit es 1977 so bleibt.**
   In diesem Sinne noch einmal allen ein glückliches 1977.

Redaktion „Ernährungsforschung"

Potsdamer Intelligenz-Blatt.

Das rühmlichst bekannte und vielfach bewährte A. W. BULLRICH'sche Universal-Reinigungs-Salz,
das bestimmte Gänge erleichtert, ist in Potsdam
nur allein ächt
zu haben bei Herrn A. W. Conradi Söhne, E. F. Armeeding, F. W. Schwarzenberg jun.
Berlin, 28. Juni 1864, A. W. Bullrich, vorm. F. C. Stegemann
Hoflieferant Sr. Kgl. Hoheit d. Prinzen Friedrich der Niederlande

Der Umwelt wurd' es offeriert:
Nehmt Bullrich-Salz ganz ungeniert!
Denn selbst ein Kerl von „hohem Stande"
Wie Friedrich, Prinz der Niederlande,
Hat, von Beschwerden arg gepeinigt,
Sich hiermit gern und „ächt" „gereinigt"!

Fazit:
Die Werbung pfeift auf Etikette,
Wenn Prinzen geh'n zur Toilette!!

Anzeigen um 1860

21 Brühe, Bockwurst mit Tomatenkraut, Kartoffelbrei

Rezeptur für 10 Portionen

Brühe, entfettet	1700 ml
Bockwurst, 10 Stück	1000 g
Weißkohl	2000 g
Rauchspeck, fett	50 g
Zwiebeln	100 g
Tomatenmark	100 g
Weizenmehl W 630	30 g
Salz, wenig Essig, Thymian, Pfeffer	
Schnittlauch	20 g
Kartoffeln, netto	2000 g
Trinkvollmilch	400 ml
Salz, evtl. Muskat	

Anzurichtende Menge je Portion

Brühe, entfettet, 1 Tasse	170 ml
Bockwurst, 1 Stück	100 g
Tomatenkraut	200 g
Kartoffelbrei	250 g

Ernährungsphysiologischer Wert je Portion

Kalorien	475 kcal
Eiweiß	22 g
Fett	19 g
Kohlenhydrate	50 g
Kalzium	175 mg
Eisen	5,8 mg
Vitamin A	0,15 mg
Vitamin B_1	0,37 mg
Vitamin B_2	0,33 mg
Vitamin C	45 mg

22 Grillwürstchen mit Wirsinggemüse, Kartoffelbrei, Quarkbirnen

Rezeptur für 10 Portionen

Wiener Würstchen	500 g
Speiseöl (Verzehrmenge)	20 g
Wirsingkohl	1500 g
Margarine	60 g
geriebene Semmel	20 g
Salz, Muskat	
Kartoffeln, netto	2000 g
Trinkvollmilch	200 ml
Salz, Muskat	
Birnen (frisch oder Kompott ohne Saft)	400 g
Quark	400 g
Schlagsahne	100 ml
Himbeerkonfitüre	100 g
Weißwein/Kompottsaft	100 ml

Anzurichtende Menge je Portion

Grillwürstchen, 1 Stück	50 g
Wirsinggemüse	150 g
Kartoffelbrei	250 g
Birne, 1/2 Stück	40 g
Sahnequark	50 g
Himbeertunke	20 ml

Ernährungsphysiologischer Wert je Portion

Kalorien	495 kcal
Eiweiß	22 g
Fett	18 g
Kohlenhydrate	58 g
Kalzium	160 mg
Eisen	3,6 mg
Vitamin A	0,1 mg
Vitamin B_1	0,34 mg
Vitamin B_2	0,39 mg
Vitamin C	34 mg

23 Tomatenmakkaroni mit Bierschinken, geriebener Käse, Kopfsalat

Rezeptur für 10 Portionen

Makkaroni	600 g
Salz	
Bierschinken	400 g
Margarine	30 g
Butter	30 g
Zwiebeln	50 g
Tomatenmark	500 g
Salz, Pfeffer, Thymian	
Käse zum Reiben	200 g
Kopfsalat	1000 g
Vollmilch-Joghurt	200 ml
Zitrone	100 g
Zucker, Salz	
Kräuter	

Anzurichtende Menge je Portion

Tomatenmakkaroni	300 g
geriebener Käse	20 g
Salat	100 g

Ernährungsphysiologischer Wert je Portion

Kalorien	485 kcal
Eiweiß	20 g
Fett	19 g
Kohlenhydrate	55 g
Kalzium	240 mg
Eisen	3,0 mg
Vitamin A	0,6 mg
Vitamin B_1	0,29 mg
Vitamin B_2	0,29 mg
Vitamin C	15 mg

24 Buttermilch, Kernsaftschinken (Spanische Art), Risotto

Rezeptur für 10 Portionen

Buttermilch	1500 ml
Kernsaftschinken	500 g
Speiseöl	60 g
Zwiebeln	150 g
Gemüsepaprika	300 g
Delikateßgurke	300 g
Tomatenmark	250 g
Salz, Peppersauce, Knoblauch	
Schnittlauch	20 g
Zitrone	100 g
Ku-Ko-Reis	600 g
Salz	

Anzurichtende Menge je Portion

Buttermilch	150 ml
Kernsaftschinken	50 g
Gemüseauflage	100 g
Zitrone, Garnitur	1 Scheibe
Reis	180 g

Ernährungsphysiologischer Wert je Portion

Kalorien	470 kcal
Eiweiß	22 g
Fett	13 g
Kohlenhydrate	59 g
Kalzium	195 mg
Eisen	2,8 mg
Vitamin A	0,2 mg
Vitamin B_1	0,44 mg
Vitamin B_2	0,42 mg
Vitamin C	19 mg

Zubereitungsanleitung

Die Würstchen mehrmals einkerben, einfetten und grillen.

Den Wirsingkohl waschen, putzen, ohne Strunk grob hobeln und mit Salz und wenig Wasser gardünsten. Die geriebenen Semmeln in der Margarine rösten und mit geriebener Muskatnuß unter das Gemüse rühren, um den Dünstsaft zu binden.

Gegarte Salzkartoffeln ablaufen lassen, abdämpfen und mit heißer Milch und Gewürzen zu geschmeidigem Brei verarbeiten.

Speisequark mit geschlagener Sahne verrühren, portionieren, je 1/2 Birne auflegen und mit der mit Weißwein oder Kompottsaft verdünnten Konfitüre überglänzen.

Zubereitungsanleitung

Den Weißkohl waschen, putzen und ohne Strunk in feine Streifen hobeln. Feine Zwiebelwürfel oder -streifen im zerlassenen Speck anschwitzen, das Tomatenmark mitdünsten, etwas Wasser angießen, Gewürze zugeben und das Kraut darin 15 min dünsten. Dann den Dünstsaft mit eingerührtem Mehl binden, das Gemüse noch 10 min garziehen lassen und den Schnittlauch zugeben.

Gegarte Salzkartoffeln ablaufen lassen, abdämpfen und mit heißer Milch und Gewürzen zu geschmeidigem Brei verarbeiten.

Zubereitungsanleitung

Den gekochten Schinken in Portionen schneiden und in etwas Brühe warm legen.

Feine Zwiebelstreifen im Öl glasig schwitzen, Tomatenmark, in Streifen geschnittene Gemüsepaprika (Konserve) und Delikateßgurken zugeben und kräftig mit Salz, Peppersauce und fein zerriebenem Knoblauch abschmecken. Dieses Gemisch nur leicht erwärmen, auf dem Schinken anrichten und mit Schnittlauch bestreut und einem Zitronenreiter anrichten.

Ku-Ko-Reis 8 min in gesalzenem Wasser kochen und zum Schinken anrichten.

Zubereitungsanleitung

1,4 l Wasser mit Salz und der Butter aufkochen, die recht kurz gebrochenen Makkaroni oder Hörnchen darin aufkochen, 10 min kochen, nochmals umrühren und bedeckt noch weitere 10 min garziehen lassen.

Feine Zwiebelwürfel in der Margarine anschwitzen, den in Streifen geschnittenen Bierschinken mit angehen lassen, das Tomatenmark zugeben, abschmekken und über die Makkaroni geben oder diese mit durchschwenken und mit geriebenem Käse bestreut anrichten.

Gut gewaschenen zerpflückten Kopfsalat abtropfen lassen und mit der Marinade aus Joghurt und Gewürzen anschwenken.